MANUEL

D E

THÉRAPEUTIQUE GYNÉCOLOGIQUE

III

MÉDICATION LOCALE

MANUEL

DE

THÉRAPEUTIQUE GYNÉCOLOGIQUE

Publié sous la direction de

M. Le Dr A. AUVARD

Accoucheur des hopitaux.

Premier volume

Indications thérapeutiques, par le Dr AUVARD.

Deuxième volume

Thérapeutique générale et Hygiène, par le Dr CAUBET.

Troisième volume

Médication locale, par le D^r DE KERVILLY.

Quatrième volume

Opérations, par le Dr BERLIN.

Cinquième volume

Électricité, par le Dr TOUVENAINT.

Sixième volume

Massage, par le D^r D'HOTMAN DE VILLIERS.

Septième volume

Hydrothérapie et Eaux minérales, par le Dr OZENNE.

Chaque ouvrage séparément.
La collection complète est réunie dans un élégant carton.

MANUEL

DE

THÉRAPEUTIQUE GYNÉCOLOGIQUE

TOME III

MÉDICATION LOCALE

PAR LE Dʳ DE KERVILLY

AVEC 35 FIGURES DANS LE TEXTE

PARIS

RUEFF ET Cⁱᵉ, ÉDITEURS

106, BOULEVARD SAINT-GERMAIN, 106

1894

INTRODUCTION

DÉFINITION ET PRATIQUE GÉNÉRALE

La médication locale s'adresse aux formes ambulatoires des maladies génitales de la femme et s'applique le plus souvent dans le cabinet du médecin. Elle est indiquée :

1º Dans les affections légères où une intervention chirurgicale est inutile ;

2º Quand cette intervention est impraticable ou non acceptée ;

3º Comme préparation ou complément à cette intervention et à la pratique du massage ou de l'électrothérapie.

Si modeste que soit son rôle, la médication locale tient toujours dans la pratique gynécologique une large place, car le médecin y a recours tous les jours et pour presque toutes les malades.

Cette médication consiste essentiellement en pansements et en quelques petites opérations modificatrices qui ne changent rien à la position ni à la constitution des organes, et, s'adressant uniquement à la superficie, n'influencent qu'indirectement les lésions profondes. Mais par la fréquence de leurs applications, ces petites opérations donnent, dans certains cas légers et à la longue, les mêmes résultats que les grandes interventions.

Dans les cas graves, si l'étendue de la lésion, la pusillanimité de la malade, son état général, rendent l'opération radicale impossible ou trop hasardeuse, le médecin a encore recours à la médication locale qui appliquée avec persévérance, soulage, améliore et maintient la maladie dans des limites compatibles avec l'existence pendant un temps quelquefois long.

Après l'intervention chirurgicale, la médication locale complète la guérison en dirigeant les suites et en surveillant la réparation postopératoire.

Tout pansement des organes génitaux de la femme est précédé d'un examen de la vulve, du vagin, du col et souvent de la cavité utérine; — examen rapide dans les séances consécutives, mais complet avant la première intervention. Cet examen a pour but : de fixer le diagnostic qui détermine le mode de traitement; de rechercher les contre-indications qui peuvent rendre très dangereuses certaines manipulations ordinairement salutaires ou inoffensives (grossesse); de constater les particularités ou anomalies qui guideront dans le choix des instruments; il servira enfin à bien reconnaître la route à suivre pour remplir les deux conditions essentielles d'un bon pansement :

Faire vite et sans tâtonnements, pour ne pas fatiguer la malade ;

Ne pas la faire souffrir, pour ne pas la rebuter d'avance d'un traitement qui, dans la plupart des cas, pour être efficace doit être long.

Faire vite et sans tâtonnements. Pour cela la malade sera placée commodément pour elle, afin qu'elle puisse garder l'immobilité complète sans prompte fatigue ; commodément pour l'opérateur, c'est-à-dire à la portée de ses mains et de son œil, dans un jour suffisant.

Ne pas faire souffrir. Ménager autant que possible la pudeur. Pour cela éviter tout attouchement inutile ; obtenir que la femme se place guidée plutôt par les conseils que par les mains de l'opérateur.

Ne pas causer de douleur physique. Introduire les doigts lentement et avec beaucoup de douceur, surtout à la vulve — passage le plus sensible; déprimer la fourchette, c'est-à-dire porter l'effort de pénétration du doigt dans l'angle de la vulve, afin de ne pas heurter les organes irritables de l'angle supérieur (clitoris, méat urinaire); éviter de comprimer ces organes avec le pouce relevé.

MÉDICATION LOCALE

CHAPITRE PREMIER

INSTRUMENTS

Les instruments employés sont presque exclusivement en métal nickelé, pour pouvoir être aseptisés à l'étuve. Les manches en bois, en buffle, en ivoire, sont rigoureusement exclus. Quelques-uns sont en verre et en caoutchouc. Ce dernier doit être rouge ou noir : le caoutchouc blanc ne se débarrasse de sa couche pulvérulente qu'après un long usage.

On se trouve bien des modèles les plus simples, les plus lisses et les mieux démontables. Toute entaille, fraisure, ornement inutile, peut devenir un dépôt de produits septiques d'emblée ou qui deviennent, à cause de la difficulté d'un nettoyage complet, un nid à microbes.

On doit posséder une collection d'instruments ainsi composée :

1. Spéculums bivalves et fixateur.
2. Pinces à pansement, droite et courbe.
3. Hystéromètre.
4. Sondes dilatatrices, sept calibres.
5. Scarificateurs, simple, à crochet, en herse.
6. Seringue intra-utérine.
7. Seringue pour injections interstitielles.
8. Bocks à irrigation.
9. Canule à irrigations vaginales.
10. Sondes à irrigations intra-utérines.
11. Pinces à griffes.
12. Chasse-poudre.
13. Porte-coton.
14. Thermocautère.

SPÉCULUMS

On peut les ramener à trois types principaux :

1° Tubulaires ;
2° Univalves ;
3° Bivalves et multivalves.

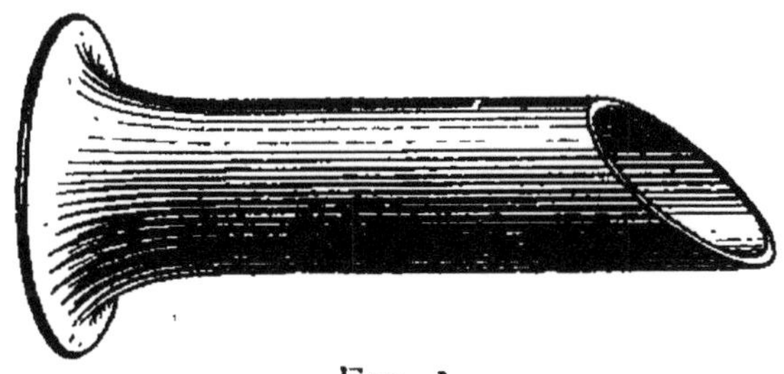

Fig. 1.

Tubulaires, type Fergusson (fig. 1). — Tube
légèrement conique, à partie antérieure, ou bec,
coupée en biseau ; partie postérieure évasée en
pavillon. Longueur ordinaire, 14 cent. ; calibre
au bout antérieur, 2, 2 1/2, 3 cent. Se fait : 1° en
verre recouvert d'une couche d'étain, formant
réflecteur intérieur, et d'un revêtement de

gomme ; 2° en verre transparent ; 3° en buis ; 4° en métal.

Avantages. — Bon marché, ce qui permet d'en avoir un spécial pour chaque malade.

Inconvénients. — Douloureux à introduire ; ne découvre

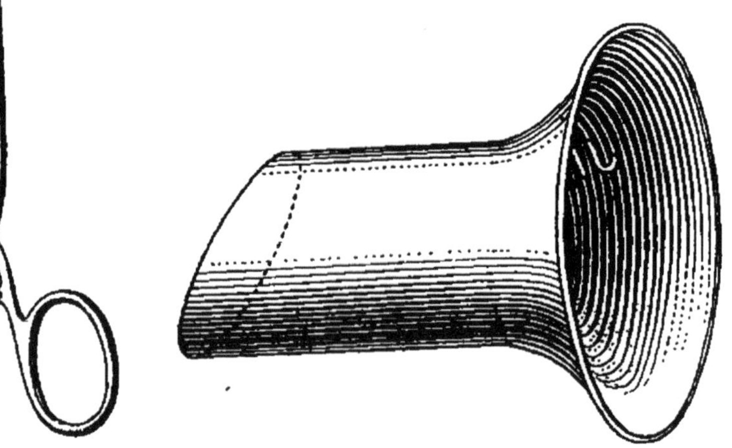

FIG. 2.

qu'un champ très limité du vagin et du col. Rarement employé.

Il est cependant un spéculum à destination

spéciale que l'on peut rattacher au type tubulaire : c'est le *fixateur du col* (Auvard) (fig. 2). Forme Fergusson; 9 cent. de long; calibre ordinaire, 4 cent.; en métal; porte à sa partie supérieure interne une petite armature dans laquelle vient s'agrafer une petite pince à griffe.

Sert à attirer et à fixer le col près de la vulve, dans les cas où l'utérus est peu accessible.

Univalve, type Sims (fig. 3). — Se compose de deux valves de différentes grandeurs reliées par un manche et destinées à être introduites séparément, pour déprimer la paroi postérieure du vagin.

Il est plus commode d'avoir deux ou trois valves simples, s'adaptant à un seul manche.

Bivalve, type Cusco (fig. 4). — Consiste en un anneau porteur d'une valve perpendiculaire à son plan. Une deuxième valve, mobile sur deux vis, s'emboîte à la partie inférieure de l'anneau et recouvre la première valve, avec laquelle elle forme un bec de canard. Un levier fixé antérieurement à chaque valve permet de les

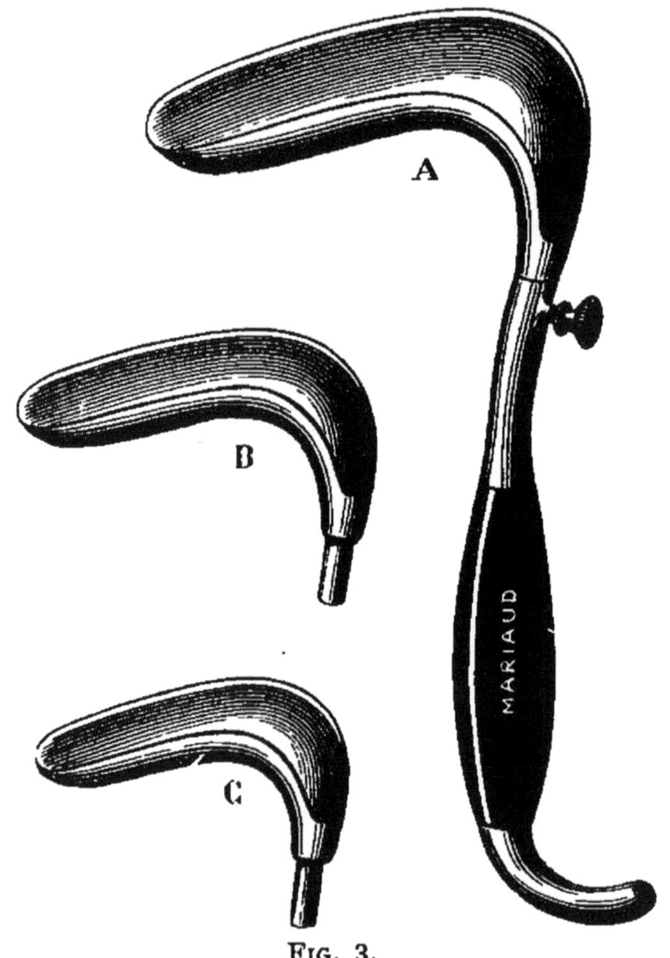

Fig. 3.

rapprocher ou de les écarter à volonté. Une vis

à écrou d'arrêt sert à fixer l'écartement. Lon-

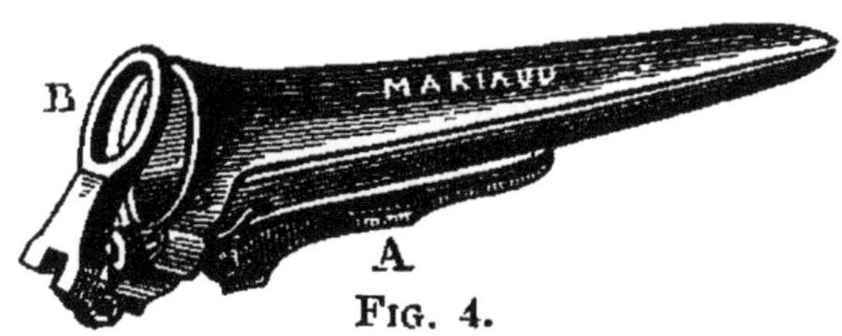

FIG. 4.

gueur, 12 cent. ; largeur du bec, de 3 à 3 1/2 cent.
En métal nickelé. Les valves se font également
en cristal (modèle Mariaud), ce qui permet d'employer les caustiques (nitrate d'argent, solutions mercurielles).

Spéculum Cusco à crosse (Auvard) (fig. 5). — Le levier de la valve inférieure est en crosse de pistolet. Ce spéculum est très bien en main.

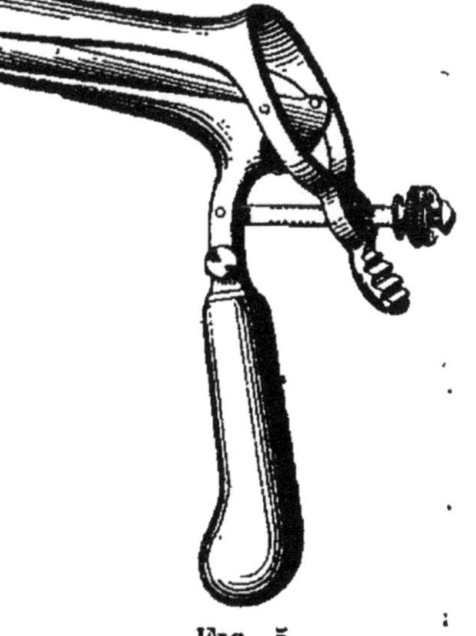

FIG. 5.

Spéculum bivalve de Barns. — Se distingue

par l'inégalité de longueur des valves : la postérieure est plus longue en rapport avec la plus grande profondeur du cul-de-sac correspondant. Rend les mêmes services que le Cusco, mais avec l'inconvénient de déprimer le cul-de-sac postérieur et d'attirer le col en arrière, ce qui lui fait prendre une fausse position.

Nous ne citerons que pour mémoire les spéculums trivalves, quadrivalves et ceux à écartement latéral, qui sont un luxe inutile pour les simples pansements.

Spéculum à valves parallèles, de Collin. — Les deux valves, analogues à celles du Cusco, sont reliées par deux tiges latérales qui s'articulent à une certaine distance en arrière. Une vis engagée dans la tige supérieure permet de fixer l'écartement. Les valves ouvertes ne sont pas, à proprement parler, parallèles; mais l'articulation reportée en arrière fait que ce spéculum dilate non seulement le fond du vagin, mais l'orifice vulvaire, ce qui est avantageux pour les manipulations compliquées, comme l'introduction des laminaires. Ce spéculum, bon en principe, a l'inconvénient de se fermer parfois spontanément.

PINCE A PANSEMENTS

La pince à pansements (fig. 6) est longue de 25 cent., à mors solides, dentelés et évidés. Une agrafe en fixe la fermeture. Il est bon d'en avoir une droite et une courbe. Elles sont destinées à porter les tampons, crayons et laminaires dans le vagin ou l'utérus, et à essuyer le col.

PORTE-COTON

Le porte-coton (fig. 7) est une tige en métal munie d'un manche rond cannelé terminée par un filet de vis à spirales larges et profondes sur lesquelles on enroule un flocon de ouate hydro-

Fɪɢ. 6.

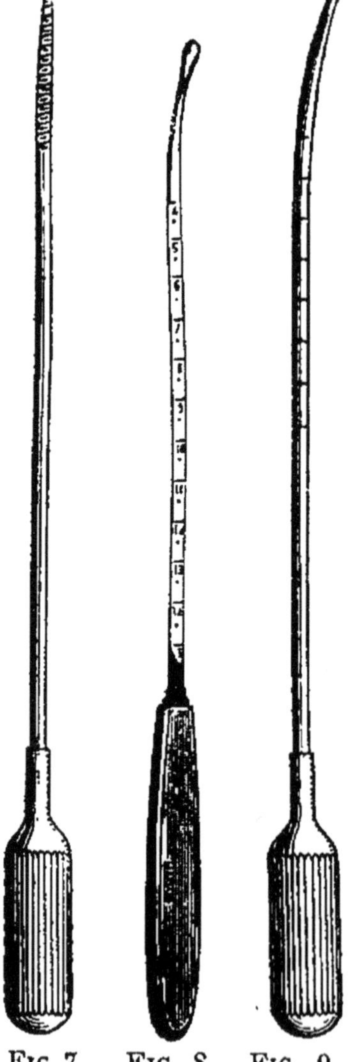

FIG 7.   FIG. 8.   FIG. 9.

phile. Sert à porter les liquides caustiques dans la cavité du col et de l'utérus.

HYSTÉROMÈTRE

Comme son nom l'indique, s'emploie pour mesurer la profondeur et déterminer la direction de la cavité utérine. Les modèles sont nombreux et se ramènent à trois types :

Hystéromètre flexible, en baleine. Très peu usité. Ne renseigne pas sur la direction de la cavité.

Hystéromètre malléable (Sims) (fig. 8), auquel on peut prêter la courbure voulue. Il est en cuivre rouge nickelé ou argenté.

Hystéromètre rigide, à

courbure fixe. — Ces deux derniers types sont les seuls que l'on emploiera avec avantage.

Nous choisissons de préférence l'hystéromètre rigide : parce qu'il est le plus simple et le plus aseptique; parce que la fixité de la courbure permet d'établir un diagnostic plus prompt et plus sûr, par comparaison avec la position de l'hystéromètre dans l'utérus normal, position dont on acquiert une fois pour toutes la notion en se servant d'un instrument invariable.

Notre modèle (Auvard) (fig. 9) est composé d'une tige sur manche rond cannelé de 3 mill. d'épaisseur et de 20 cent. de longueur, divisée en centimètres par des traits circulaires jusqu'à la distance de 3 cent. de l'extrémité.

La courbure terminale commence à 3 cent. de l'extrémité, qui se relève d'un cent. au-dessus du plan, formant ainsi un arc de cercle d'un rayon d'environ 11 cent.

SONDES DILATATRICES (FIG. 10.)

Même forme et longueur que l'hystéromètre, excepté le manche, qui est une palette perpendiculaire au plan de la courbure et porte le numéro du calibre. Les divisions en centimètres commencent à 20 cent. de l'extrémité et servent à comparer avec une autre sonde. L'extrémité est grosse et mousse. On devra se munir de 7 numéros, calibrés de 1 à 5 mill.

Nous trouvons à ces sondes, outre l'avantage de la courbure fixe, celui de la palette qui, par sa position, renseigne sur le chemin suivi par la tige dans le canal cervical et l'utérus mieux que les instruments à manche rond. Il suffit de se rappeler que le plan de la courbure est perpendiculaire à celui de la palette, et que la palette porte un numéro du côté de la concavité de la courbure.

SCARIFICATEURS

On se sert d'un simple bistouri long, ou bien d'un bistouri spécial en fer de lance, couvert

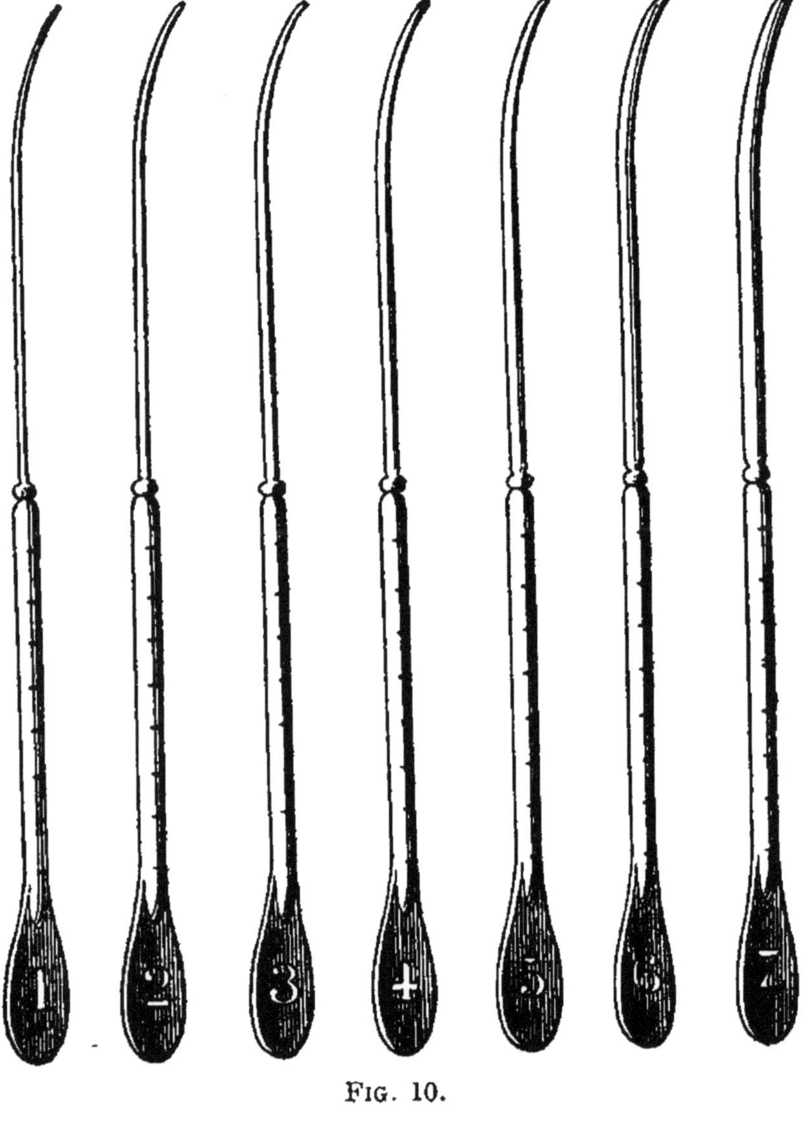

FIG. 10.

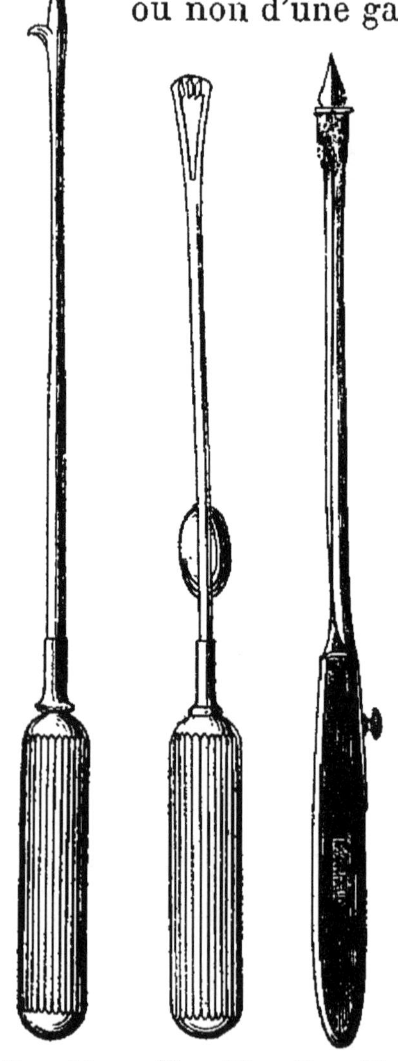

FIG. 11.   FIG. 12.   FIG. 13.

ou non d'une gaine mobile qui règle la longueur de la pointe tranchante (fig. 11).

Pour les scarifications intra-cervicales, on emploie le **scarificateur à crochet** (Auvard) (fig. 12). Il porte à la base du fer de lance un crochet coupant.

La **herse** (Doléris) (fig. 13) est une tige à manche rond portant à son tiers inférieur une cupule-appui pour le doigt et terminée en anse fermée. La partie supérieure de cette anse est aplatie et munie de trois dents coupantes disposées comme celles d'un râteau.

SERINGUES

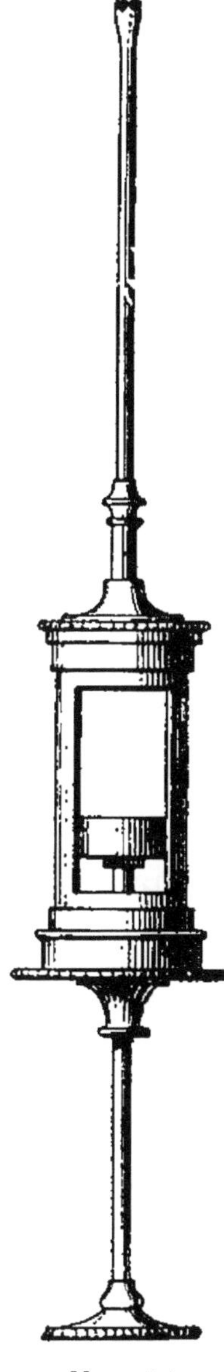

Elles servent : 1° à donner des injections vaginales; 2° à donner des injections utérines; 3° à faire des injections interstitielles dans le col.

A chacune de ces destinations répond un type spécial.

La **seringue pour injection vaginale** ne présente rien de particulier. D'ailleurs on emploie de préférence les irrigateurs.

La **seringue pour injections intra-utérines** ou porte-topique (Auvard) (fig. 14) est une seringue en métal et verre — pouvant par conséquent se stériliser à l'étuve — à

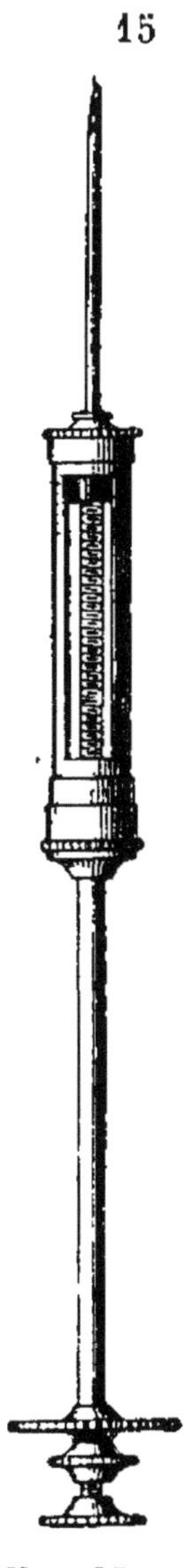

FIG. 14.

FIG. 15.

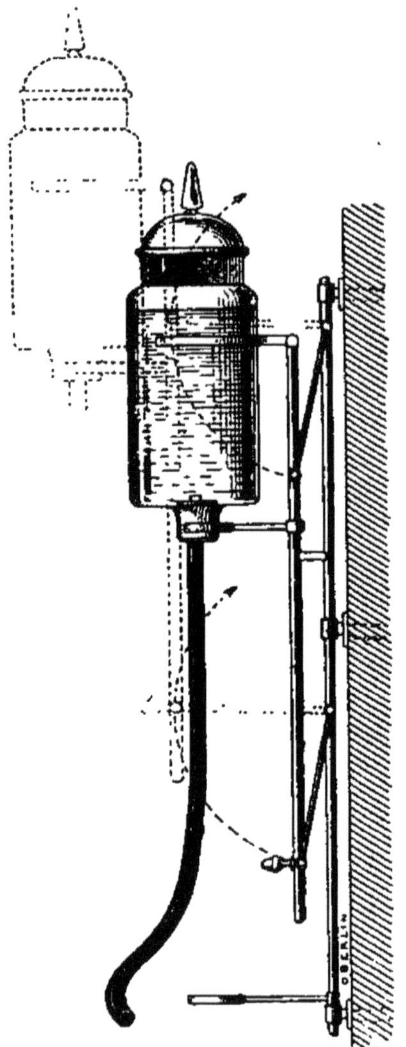

Fig. 16.

longue canule termi-
née en pomme d'ar-
rosoir.

Les **seringues pour
injections interstitiel-
les** sont des seringues
type Pravaz, à longues
tiges (fig. 15).

BOCKS A IRRIGATION

Les modèles sont
nombreux. Pour le
cabinet du praticien,
le plus commode est
un récipient cylin-
drique en cristal à
orifice d'écoulement
pratiqué au centre
du fond, d'une conte-
nance de 3 à 4 litres,
que des montants à
charnières fixés au

mur permettent de placer à deux hauteurs, comme le montre la figure (fig. 16).

Un tube en caoutchouc de 2 mètres fermé par une pince à pression le relie à la canule.

Le modèle que nous préférons pour les soins que la malade se donne elle-même chez elle est un vase sphérique en fer émaillé (fig. 17), d'une contenance de 2 à 3 litres, muni au centre de son fond d'une embouchure à laquelle vient se fixer le tube en caoutchouc. Il repose sur trois pieds, dont l'un sert d'anse. Ce dernier pied porte un trou pour pouvoir suspendre à un crochet l'appareil, qui peut également se poser sur un support.

Avantages. — Nettoyage facile, à cause de l'absence d'angles et recoins. Écoulement complet du liquide.

Pour la clientèle en ville, le meilleur modèle est celui de Doléris — poche en caoutchouc, qui se plie à volonté, dont l'orifice supérieur est garni d'une armature rigide. On choisira une armature étroite et circulaire, plus commode que les armatures larges et en demi-cercle.

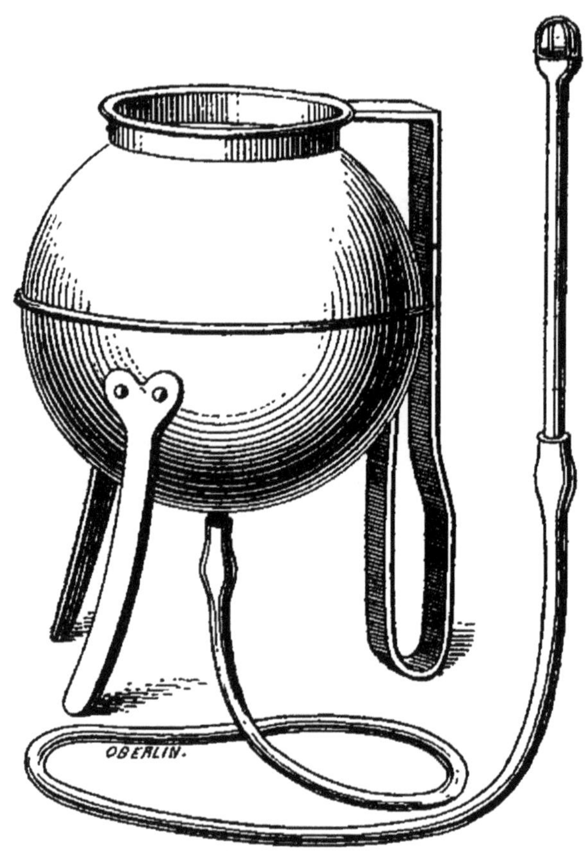

FIG. 17.

Nous n'employons pas les irrigateurs Eguisier

et autres modèles compliqués et machinés, difficiles à nettoyer et à aseptiser.

CANULES A IRRIGATIONS

La canule à irrigations dont nous faisons usage (fig. 17) est un tube métallique de 22 cent. de longueur, qui s'adapte au caoutchouc et se termine par une tubulure large, formée de deux tiges en croix pour briser le jet.

On peut employer la canule en cristal, à pomme d'arrosoir ou à orifice terminal unique. Elle ne présente aucun avantage et a l'inconvénient d'inspirer de l'inquiétude à la patiente qui redoute la brisure du verre dans les organes.

SONDES A IRRIGATIONS

Sonde à irrigations intra-utérines. — On peut faire une irrigation utérine avec une simple sonde en gomme un peu grosse, à bout arrondi et à deux œillets. Mais il vaut mieux se servir d'une des sondes spécialement destinées à cet emploi.

Sonde de Budin (fig. 18). — En celluloïd ou en métal nickelé. Elle est composée de deux gouttières s'emboîtant l'une l'autre et soudées

FIG. 18.

par les bords. Il se forme ainsi un canal fermé dont la coupe représente un fer à cheval. L'instrument se termine par un bout rond,

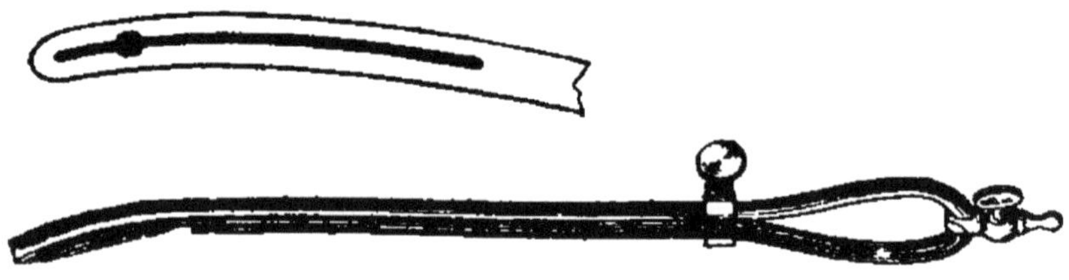

FIG. 19.

recourbé et percé d'un œillet. Le liquide entre par le canal fermé et ressort par la rigole inférieure.

Sonde de Doléris (fig. 19). — Deux sondes métalliques accolées, qu'une vis rapproche ou éloigne à volonté. Le liquide entre par un embout postérieur, sur lequel s'emmanche le tube en caoutchouc de l'irrigateur. Affrontées, les deux sondes n'en font qu'une à deux compartiments. C'est dans cette position qu'on les introduit dans l'utérus. Écartées, elles laissent entre elles un passage d'écoulement.

La sonde de Doléris, excellente en principe, car elle assure l'écoulement en dilatant légèrement le col, a le grave défaut d'être difficilement nettoyable. Le nouveau modèle, dont l'une des branches est démontable, obvie en partie à cet inconvénient; mais il reste toujours des impuretés dans les bouts en cul-de-sac qui terminent les branches au delà des œillets. Nous nous sommes bien trouvé de faire pratiquer sur le méplat intérieur de chaque branche, à partir de l'extrémité jusqu'à 10 centimètres de longueur, une fente de deux millimètres qui permet de mobiliser avec un stylet les détritus qui s'accumulent contre les parois et dans les bouts. Cette fente

n'empêche pas la pénétration du liquide en
quantité suffisante jusqu'au fond de la cavité
utérine.

PINCES A GRIFFES

La **pince à griffes** sert à saisir le col pour
abaisser l'utérus à portée de l'opérateur. Elle

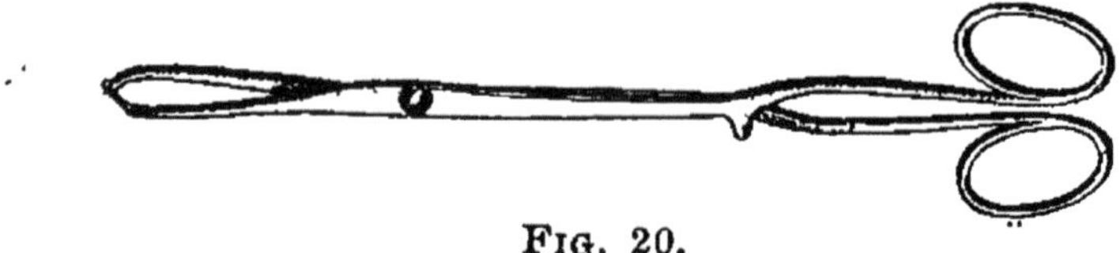

FIG. 20.

est à 2, 4 ou 6 griffes. La pince à 2 griffes, dite
tire-balle (fig. 20), ne peut servir que pour attirer

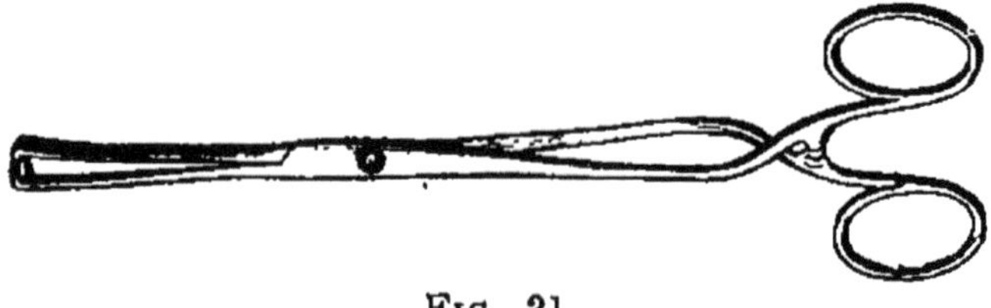

FIG. 21.

légèrement le col. Dans un effort énergique, la
prise n'étant pas assez solide, la pince risque
de déchirer le tissu. La pince à 4 griffes (fig. 21),

pince Museux, est plus sûre quoique d'une solidité de prise encore médiocre. Ces deux pinces
sont munies d'une courte crémaillère qui permet
de les agrafer à demeure.

La pince à 6 griffes, pince Museux modifiée
par Péan, se distingue par des griffes plus
fortes et plus courtes, et par un méplat rabo-
teux qui les précède. Une longue crémaillère
maintient les branches dans l'écartement voulu.
Cette pince est sûre : les griffes grosses et
courtes ne coupent pas aussi facilement les
tissus ; le méplat les soulage en augmentant la
surface de prise.

Toutes ces pinces ont une longueur de
20 cent. au moins et sont désarticulables
pour pouvoir se nettoyer. Tous les systèmes
de désarticulation mobile ont leur bon et leur
mauvais côté. Celui à vis et à mortaise en 8 de
chiffre permet de resserrer l'articulation quand
elle vient à faiblir ; mais elle n'est pas désarti-
culable sur place, c'est-à-dire quand l'instrument
est placé dans les organes. Cette désarticulation

est quelquefois utile pour pouvoir retirer les branches l'une après l'autre. L'articulation dans laquelle une des branches s'insinue dans une rainure ménagée sur l'autre branche est plus maniable sous ce rapport, mais plus difficilement réparable. L'articulation à tenon en forme de T s'engageant dans une mortaise allongée est incommode et s'abîme très vite.

En résumé, nous choisissons le premier modèle pour les pinces à griffes, que l'on n'aura jamais lieu de retirer une branche après l'autre, réservant le deuxième modèle pour les instruments d'opération.

Nous rejetons le troisième modèle comme défectueux.

CHASSE-POUDRE

Le **chasse-poudre** (fig. 30) est destiné à porter sur le col les poudres médicamenteuses. Il consiste en un tube métallique adapté à un soufflet en caoutchouc, et qui se termine par une petite pelle sur laquelle on charge la poudre; deux anses latérales servent de point d'appui aux doigts. C'est le modèle le plus simple et que nous trouvons le plus commode. Il a l'avantage de se charger facilement d'une quantité de poudre suffisante et de ne jamais s'obstruer. On peut user également des nombreux insufflateurs de différentes formes à récipient et à tube allongé. Mais le chargement de ces appareils exigeant une certaine manipulation, on est obligé, pour faire vite, d'en avoir un pour chaque espèce de poudre. De plus, le tube étroit se bouche facilement si la poudre employée devient grummeleuse, comme cela arrive par exemple pour l'alun, le bicarbonate de soude et même quelquefois par l'acide borique.

THERMOCAUTÈRE

Le **thermocautère**, dont nous répudions l'usage pour les cautérisations intra-vaginales et utérines, n'a qu'un emploi limité. On s'en sert surtout pour faire de la révulsion par des pointes de feu sur l'abdomen.

Le modèle, unique aujourd'hui, est celui de Paquelin. Nous ne décrirons pas cet instrument connu de tous les médecins, et nous nous bornerons aux recommandations suivantes : éviter les modèles simplifiés, dont le fonctionnement n'est pas sûr; éviter surtout l'économie insignifiante des bouts en « demi-platine », qui sont peu solides et ne donnent pas toujours la haute température nécessaire; choisir pour l'essence un récipient aplati et le remplir de morceaux d'éponge. Le récipient aplati tient dans le gousset de l'opérateur, ce qui donne plus de liberté à ses mouvements; l'éponge, en buvant l'essence, augmente la surface d'évaporation et, en empêchant l'écoulement du liquide dans quelque position que se trouve le récipient, prévient l'introduction de l'essence dans la pointe du thermocautère et son inflammation pendant l'opération.

CHAPITRE II

MÉDICAMENTS

BICHLORURE DE MERCURE

(SUBLIMÉ CORROSIF)

Aspect. — Cristaux transparents. Dans le commerce — poudre blanche.

Propriétés. — Poison violent. Corrosif en poudre et en solution forte. Styptique en solution faible. Antiseptique très énergique. Ternit le poli des instruments métalliques. Le nickel cependant résiste mieux que l'acier.

Solubilité :

    100 gr. d'eau dissolvent 7 gr. de sublimé.
    100 — d'alcool à 90° — 25 —   —
    100 — de glycérine —   6,50   —

Les solutions aqueuses se font difficilement si l'on n'ajoute de l'alcool ou des sels — chlorure de sodium, acide tartrique, chlorhydrate d'ammoniaque, — pour entraîner le bichlorure de mercure.

Incompatibilités. — Tous les métaux et sels métalliques : *nitrate d'argent, sulfate de cuivre, sulfate de zinc, permanganate de potasse, perchlorure de fer.*

Matières organiques. — Les corps gras, huiles, vaseline, savon, ne le décomposent pas, mais son action est nulle sur les tissus à travers la couche la plus mince de ces matières. Si l'on n'a pas préalablement enlevé à la brosse toute trace de savon ou autre matière grasse, les mains seront imparfaitement aseptisées par une solution de sublimé. Il est désavantageux de pratiquer le toucher avec la vaseline dans le cas où une injection au sublimé doit suivre. Dans ce cas on se servira de la glycérine pour lubrifier le doigt.

Usages. — Exclusivement en injections et lavages. De plus, il sert à la désinfection des mains et des instruments en gomme et verre. Les instruments en gomme s'altèrent par un séjour prolongé dans la solution de sublimé.

Dosages et préparations. — La solution la plus concentrée qu'on emploie en gynécologie est à 1/1000. Pour l'usage journalier, on prescrit ordinairement la solution à 1/4000, 1/3000. Entre les mains de la malade, la solution à 1/2000 est considérée comme forte, et celle à 1/1000 est réservée pour l'usage du médecin.

Solution dite de *Van Swieten*, à 1/1000 :

Bichlorure de mercure . .	1 gramme.
Eau distillée.	900 —
Alcool à 90°.	100 —

Solution concentrée titrée à 1/10 :

Alcool à 90°	100 grammes.
Eau distillée.	150 —
Bichlorure de mercure . .	5 —

Un verre à liqueur[1] dans un litre d'eau bouillie donne une solution à 1/2000.

---

1. J'ai mesuré 15 des différents modèles usuels de verres

Paquets de poudre pour la confection de solution titrée :

Acide tartrique.

ou :

Chlorure de sodium.

ou :

Chlorhydrate d'ammoniaque. 10 grammes.
Bichlorure de mercure . . .   0,50

Pour un paquet qui, dissous dans un litre d'eau bouillie, donne une solution à 1/2000.

Il est bon de colorer les solutions avec une goutte d'aniline bleue.

On peut ajouter par litre 5 à 10 grammes d'une essence aromatique (essence de thym).

Les papiers imprégnés de bichlorure de mercure pour préparation instantanée d'une solu-

à liqueur dans les familles. Neuf contenaient 25 grammes d'eau distillée ; les six autres variaient entre 22 et 28 grammes. J'ai cru, en conséquence, pouvoir adopter pour le verre à liqueur la moyenne assez exacte de 25 grammes, les erreurs pouvant résulter de cette appréciation étant insignifiantes. Le verre à liqueur remplace avantageusement la cuillerée à bouche, mesure beaucoup plus infidèle, et qui s'altère au contact du sublimé.

tion titrée sont très infidèles, et nous ne conseillons pas leur emploi.

Crayons pour introduire dans la cavité utérine:

Bichlorure de mercure . .	0,50 centigr.	
Poudre de talc.	0,25	—
Gomme adragante	1 gr. 50	
Eau.		
Glycérine	$\bar{a}\bar{a}$ Q. s.	

Symptômes principaux de l'empoisonnement par le bichlorure de mercure. — Coliques, diarrhée, nausées, vomissements. Pouls petit, fréquent. Anurie, algidité.

BIIODURE DE MERCURE

Poudre brune, insipide, inodore, presque insoluble dans l'eau, peu soluble dans l'alcool. Succédané du bichlorure de mercure. On obtient sa solution en ajoutant de l'iodure de potassium.

Ne présente aucun avantage sur le bichlorure.

ACIDE PHÉNIQUE, PHÉNOL

Aspect. — Longues aiguilles cristallines, blanches, rosées ou jaunâtres. Odeur caractéristique. Goût brûlant; douceâtre dans les solutions faibles.

Propriétés. — Fortement antiseptique. Caustique. Légèrement anesthésiant. Très déliquescent.

Solubilité. — En toute proportion dans l'alcool, la glycérine, les huiles.

100 grammes d'eau dissolvent difficilement 6 grammes d'acide phénique.

L'addition d'alcool ou de glycérine augmente sa solubilité.

Usages. — En injections et lavages. Désinfection des instruments métalliques.

Préparations. — *Solution faible* à 1 p. 100 (au centième). — Employée pour les soins journaliers et les injections abondantes, peu antiseptique, stimulante.

Solution moyenne, à 2 p. 100 (au cinquantième). — Pour être employée dans les cas où une action plus énergique est requise. On ne la continuera pas plus de huit jours : elle peut devenir irritante.

Solution antiseptique, 3 p. 100 (au trentième). — Ce n'est qu'à ce taux que l'acide phénique devient pratiquement antiseptique. Cette solution ne s'emploie que pour des ulcères purulents et de mauvaise nature, avec ménagement et après avoir contrôlé la sensibilité de la malade. Elle est une bonne ressource dans les cas douloureux.

Solution forte, 5 p. 100 (au vingtième). — Limite pratique de la solubilité dans l'eau à la température de 15°. On la réserve pour les opérations. Son application est suivie de pâleur des muqueuses, qui deviennent rugueuses au toucher et s'insensibilisent partiellement. Sur les plaies à vif cette solution est un peu douloureuse. Elle provoque des fourmillements dans les doigts de l'opérateur.

Préparation pour obtenir une solution titrée extemporanée :

Acide phénique. . . . . . 100 grammes.
Glycérine . . . . 150 —

Pour 10 litres de solution.

Un verre à liqueur dans un litre d'eau bouillie correspond à une solution à 1 p. 100.

Symptômes d'intoxication. — Urines noirâtres, ou rétention d'urine. Fourmillements dans les membres, bourdonnements, frissons, diarrhée, sueurs froides.

SUCCÉDANÉS DE L'ACIDE PHÉNIQUE

ACIDE THYMIQUE

(THYMOL, ESSENCE DE THYM)

Essence de thym, huile de thym blanche. — Liquide incolore, d'une odeur forte et aromatique spéciale, d'un goût brûlant, très peu soluble dans l'eau, soluble dans l'alcool, l'éther; miscible aux corps gras.

Employé pour aromatiser les solutions phéniquées et sublimées.

Thymol ou acide thymique. — Corps cristallin contenu dans l'essence de thym, dont il rappelle l'arome. Phénol par sa nature chimique, il occupe le même rang que l'acide phénique comme antiseptique. Très soluble dans l'alcool.

L'eau en dissout 3 grammes p. 1000 ; la glycérine, 1 gramme **p.** 100.

Usages. — Comme désinfectant, stimulant et désodorant. En solution aqueuse, pommades et glycérolés.

Formules. — *Solution aqueuse stable :*

Thymol. . . . .   1 gramme.
Alcool. 120   —
Eau . . . .   1 litre.

Glycérolé :

Thymol . . . .   1 gramme.
Glycérine neutre. 120   —

Pommade :

Thymol . . . .   5 grammes.

Ajouter par gouttes :

Alcool.	Q. s. pour dissoudre.
Vaseline	100 grammes.

Très bon antiseptique, le thymol, à cause de sa solubilité insuffisante, a peu d'applications pratiques.

Aseptol, *acide sozolique*. — Très soluble dans l'eau. Moins vénéneux que l'acide phénique. Mêmes doses et même emploi.

Créoline. — Aspect et odeur de goudron; soluble dans l'alcool, émulsionnable dans l'eau. Dose : 10 grammes par litre. Tache le linge.

Ichthyol. — Aspect et odeur de goudron. Soluble dans l'eau. Réputé antiseptique, analgésique, décongestionnant; propriétés très douteuses. A notre avis, l'ichthyol doit être évité en gynécologie.

Doses. — Pommades, partie égale avec la lanoline; suppositoires, avec 0,05-0,2 d'ichthyol.

PERMANGANATE DE POTASSE

Aspect. — Cristaux prismatiques noirâtres, à reflets bleu d'acier. En poudre rouge cramoisi.

Les solutions fortes ont l'aspect d'une solution d'aniline rouge; les solutions très étendues rappellent le vin de Bordeaux. Saveur amère.

Propriétés. — Caustique énergique. Tache le papier et la peau vivante en brun persistant. Se réduit en présence des matières organiques, auxquelles il cède une grande partie de son oxygène. Désodorisant, mais antiseptique inférieur à l'acide phénique.

Solubilité. — 100 grammes d'eau dissolvent 6 grammes de permanganate de potasse.

Incompatibilités. — Toutes les *matières organiques*, les *acides*, la plupart des *sels*. En pratique, le permanganate de potasse n'est compatible avec aucune matière pharmaceutique, excepté avec l'eau distillée et rebouillie. L'*alcool*, le *sucre* le décomposent instantanément. Trituré avec des matières organiques, il donne des mélanges spontanément inflammables. Il détone avec la *glycérine*, le *soufre* et le *phosphore*. L'instabilité de ses solutions ne permet pas de les conserver au delà de quelques jours. La lumière le décompose.

Usages. —' En injections et lavages.

Préparations. — *Solution forte* :

> Eau distillée et rebouillie. .   1 litre.
> Permanganate de potasse. .   1 gramme.

L'application de cette solution est douloureuse.

Solution moyenne :

> Eau distillée et rebouillie. .   1 litre.
> Permanganate de potasse. .   0,30 centigr.

Solution faible :

> Eau distillée et rebouillie. .   1 litre.
> Permanganate de potasse. .   0,20 centigr.

Les taches que ce sel laisse sur la peau et sur le linge peuvent s'effacer avec une solution d'acide chlorhydrique au centième.

ACIDE SALICYLIQUE

Aspect. — Poudre blanche, parfois rosée; inodore, mais irritante et sternutatoire ; goût sucré, puis styptique.

Propriétés. — Antiseptique analogue à l'acide phénique; styptique, irritant en solution concentrée ; blanchit les muqueuses.

Solubilité. — 100 grammes d'eau dissolvent 40 centigrammes d'acide salicylique.

100 grammes d'alcool en dissolvent 30 grammes.

Usages. — En solution aqueuse pour injections et lotions, en poudre mitigée pour saupoudrer.

Préparations. — *Solution aqueuse :*

Acide salicylique.	1 gramme.
. Eau —	1 litre.

ou mieux :

Acide salicylique.	1 gramme.
— borique.	40 —
Eau bouillante.	1 litre.

L'acide salicylique ne peut pas s'employer en solution plus concentrée à cause de ses propriétés irritantes; il y a donc avantage à l'associer à l'acide borique qui corrobore le pouvoir antiseptique des solutions.

Poudres :

Acide salicylique	10 grammes.
— borique. . . }	
Poudre d'amidon. } āā . . 25 —	

ACIDE BORIQUE

Aspect. — Poudre en petites écailles brillantes, blanche, inodore, goût presque nul, savonneuse au toucher.

Propriétés. — Antiseptique médiocre, non caustique.

Solubilité :

100 gr. d'eau à 15° en dissolvent 4 gr.
100 — d'alcool   —   5 —
100 — de glycérine   —   10 —

Usages. — S'emploie en poudre pour insufflation dans le vagin, et, sous cette forme, constitue avec le tanin le pansement ordinaire.

Sert à antiseptiser la vaseline et la glycérine.

Dans les cas où l'acide phénique et le sublimé sont mal supportés et où une antisepsie rigoureuse n'est pas indispensable, on emploie la solution boriquée en lavages et injections.

Préparations. — Pour avoir en permanence de l'eau boriquée saturée, jeter dans un récipient d'une contenance de trois à quatre litres 500 grammes d'acide borique; remplir d'eau bouillie, et y puiser en décantant à mesure du besoin. Remplacer l'eau utilisée par de l'eau bouillie jusqu'à épuisement de l'acide borique qui reste au fond du récipient.

Vaseline boriquée :

        Vaseline. . . . .   100 grammes.
        Acide borique. . . . . .   10 à 20 —

Glycérine boriquée :

        Glycérine neutre. . . . .   100 grammes.
        Acide borique.   10   —

Faire fondre à chaud.

TANIN

(ACIDE GALLO-TANIQUE)

Aspect. — Poudre brun jaunâtre clair, en petites écailles, inodore; goût styptique sans amertume; rêche au toucher.

Propriétés. — Le meilleur des astringents; antiseptique contesté; coagule les sécrétions albumineuses et muqueuses, mais n'entrave pas le développement des moisissures.

Solubilité :

100 gr. d'eau dissolvent	15 gr. de tanin.
100 — d'alcool —	1 — —
100 — de glycér. —	50 — —

Incompatibilités. — *Perchlorure de fer*, avec lequel il donne de l'encre.

Nitrate d'argent, bichlorure de mercure, avec lesquels il entre en combinaison.

Usages. — S'emploie, en poudre, avec l'acide borique en insufflations dans le vagin (pansement ordinaire).

En solution aqueuse, joint à l'acide phénique ou seul, remplace avantageusement l'antique injection de décoction de feuilles de noyer.

Préparations. — *Solution aqueuse :*

Eau.	1 litre.
Tanin.	5 grammes.

ou :

Eau phéniquée à 1 p. 100.	1 litre.
Tanin.	5 grammes.

Pour injections. Un verre à liqueur dans un litre d'eau bouillie.

Solution glycérinée concentrée :

Glycérine	200 grammes.
Tanin.	100 —

Faire fondre à chaud.

Pour appliquer sur le col ou dans le vagin avec un tampon.

ALUN

SULFATE DOUBLE D'ALUMINE ET DE POTASSE

Aspect. — Cristaux blancs, cubiques ou octaè-

dres, transparents, flexibles, efflorés à la surface. Odeur nulle, goût sucré et styptique.

Propriétés.—Astringent semblable au tanin;
s'efflore à l'air.

Solubilité :

> 100 gr. d'eau dissolvent 6 gr. d'alun.
> 100 gr. de glycérine en dissolvent 33 gr.

> Insoluble dans l'alcool.

Usages. — En injections vaginales, lotions,
saupoudrations, insufflations.

Formules. — Pour injections et lotions, on
emploie la solution à 10 ou 20 p. 1000.

En poudre, on l'emploie au 1/4 avec la
poudre d'amidon, l'acide borique, l'oxyde de
zinc, etc.

Peu actif, mais inoffensif et bon marché.

IODOFORME

Aspect.—Poudre cristalline, jaune de soufre,
ne communiquant pas sa couleur aux linges et

aux téguments[1], d'odeur alliacée forte et persistante.

Propriétés. — Toxique. Antiseptique énergique, non caustique. Anesthésique local. Volatil, facilement absorbable par les tissus.

Solubilité. — Insoluble dans l'eau. 100 grammes d'alcool à 90° dissolvent 1 gr. 25 d'iodoforme.

Insoluble dans la glycérine.

Très soluble dans les huiles.

Incompatibilités. — Le *tanin* le décompose. La *lumière* réduit sa solution alcoolique.

Usages. — Le plus souvent en poudre. Quelquefois en pommades, huiles. Pour insufflations, saupoudrations, tampons chargés, suppositoires. Comme antiseptique, cicatrisant, désodorisant, analgésique local faible.

Préparations. — *Poudres.* — L'odeur persis-

---

1. Quand l'iodoforme est mélangé frauduleusement avec l'acide picrique, il teint les téguments en jaune.

tante de l'iodoforme a fait rechercher tous les
moyens de le rendre supportable aux malades;
on y est parvenu, très imparfaitement, par
l'addition des substances suivantes :

Essences :

Iodoforme	20 grammes.
Essence de menthe. . . .	3 —
Camphre.	6 —

Iodoforme	20 grammes.
Teinture de benjoin. \} $\overline{aa}$. 0,20 centigr.
Essence de néroli. . \}
-- de citron. . . .	40 —
— de menthe	1 gramme.

Acide phénique :

Iodoforme	20 grammes.
Acide phénique cristallisé.	2 —

Iodoforme	20 grammes.
Acide phénique cristallisé.	0,10 centigr.
Essence de menthe. . . .	II gouttes.

Café :

Iodoforme	20 grammes.
Café torréfié pulvérisé. . .	2 —

Crayons intra-utérins :

Iodoforme pulvérisé. . . . . 20 grammes.
Gomme arabique. }
Amidon pur. . . } $\overline{aa}$ . . 2 —
Glycérine neutre. }

    Pour dix crayons intra-utérins.

Pommades :

Iodoforme . . . . 4 grammes.
Axonge benzoïnée. . . . . 20 —

Iodoforme . . . . 3 grammes.
Café. . . . . 1 —
Vaseline . . . . 30 —

On peut varier à l'infini.

Huiles :

Iodoforme . . . . 5 grammes.
Huile d'amandes douces. . 100 —
Essence d'amandes amères. II gouttes.

Suppositoires :

Iodoforme . . . . 0,40 centigr.
Beurre de cacao . . . . . 5 grammes.

    Pour un suppositoire.

Ouate et gaze. — Se confectionne en trempant la ouate hydrophile ou la gaze désamidonnée dans une solution éthérée à 10 p. 100, 20 p. 100, 30 p. 100 ou 40 p. 100.

Symptômes les plus saillants de l'empoisonnement iodoformique. — Anurie; grande accélération du pouls; surexcitation mentale. La tolérance individuelle à l'égard de l'iodoforme est très variable, surtout chez les nerveux et les alcooliques. Tâter la sensibilité avant d'employer des doses massives.

SUCCÉDANÉS DE L'IODOFORME

Les succédanés les plus connus de l'iodoforme et qui n'ont pas ses inconvénients de toxicité et d'odeur, sont :

Iodol. — Sans odeur, aussi actif que l'iodoforme, non toxique. Poudre grisâtre, soluble dans l'alcool, insoluble dans l'eau et la glycérine.

Salol. — Cristaux blancs, odeur faiblement aromatique, insoluble dans l'alcool, l'eau, la glycérine, soluble dans l'éther. Bon antiseptique, inférieur à l'iodoforme; peu toxique, peu irritant. S'emploie en poudre, en ouate et gaze salolée.

Résorcine, soluble dans l'eau et l'alcool. Solution à 1 p. 100 pour injections; pommade à 10 p. 100, pour applications sur le col.

— On a préconisé (BENJAMIN) le mélange suivant, qui remplacerait l'iodoforme :

```
Oxyde de zinc. . . . . . .   100 grammes.
Bichlorure d'hydrargyre.    10 centigr.
```

On chauffe l'oxyde de zinc pendant trois heures à une température de 200°, et on le laisse refroidir avant d'opérer le mélange. Poudre blanche, inodore.

Moins employés :

L'**antiseptol,** soluble dans l'alcool;

Le **crésalol,** soluble dans l'alcool;

Le **dermatol,** insoluble;

L'**iodo-naphtol** β, un peu soluble dans l'alcool;

Les **sozoïodols de mercure,** ou **de potasse,** peu solubles dans l'eau ;

Les **sozoïodols de zinc** et **de soude,** tous les deux solubles dans l'eau ;

L'aristol ou **iodo-thymol,** insoluble dans l'eau et l'alcool. Se décompose à la chaleur et à la lumière. Même dose que l'iodoforme.

Tous ces corps peuvent rendre des services dans les cas de moyenne gravité ; mais dans les cas sérieux on fera bien de revenir à l'iodoforme, dont le pouvoir antiseptique et les propriétés exactement connues et expérimentées depuis longtemps donneront lieu à moins de mécomptes.

SOUS-NITRATE DE BISMUTH

Aspect. — Poudre blanche, lourde ; goût légèrement métallique.

Propriétés. — Astringent faible, antiseptique.

Insoluble. Il donne, humecté d'eau, un mélange crémeux. Adhère bien à la peau et aux muqueuses.

Usages. — En pulvérisations et insufflations, comme l'acide borique.

CARBONATE DE BISMUTH

Analogue au précédent. Poudre lourde, indifférente. Bon absorbant. Adhère bien.

CARBONATE DE MAGNÉSIE

Poudre blanche, très légère, excellent absorbant, indifférente. Adhère bien.

OXYDE DE ZINC

Aspect. — Poudre blanche, inodore, insipide.
Propriétés. — Astringent faible. Agit comme absorbant. Adhère bien à la surface des muqueuses. Insoluble.

TALC

Aspect. — Cristaux en lamelles. Poudre blanche, savonneuse au toucher, lourde.

Propriétés. — Corps indifférent. Insoluble. S'emploie pour mitiger les poudres actives.

POUDRE D'AMIDON

FÉCULE DE POMMES DE TERRE

Adhère mal aux muqueuses quand elle est pure. Même usage que la poudre de talc. Adoucissant.

CRÉOSOTE DE HÊTRE

Aspect. — Liquide huileux, transparent, jaunâtre. Odeur de goudron. Goût brûlant.

Propriétés. — Très fortement antiseptique. Caustique. Coagule l'albumine, blanchit la peau et les muqueuses, puis produit une légère réaction inflammatoire. S'altère à la lumière. Inflammable. Plus lourd que l'eau.

La créosote est le meilleur cautérisant intra-utérin. Il s'infiltre dans les tissus, produisant ainsi une action plus sûre et plus profonde que les caustiques minéraux.

Solubilité. — 100 grammes d'eau dissolvent

1 gramme de créosote. Il est très soluble dans l'alcool et les huiles; moins dans la glycérine. Il dissout les résines et les corps gras.

Incompatibilités. — *Acides minéraux, eau albumineuse.*

Usages. — On l'emploie en injections vaginales et utérines, en badigeonnages intra-utérins et sur le museau de tanche, en injections interstitielles dans le parenchyme du col.

Préparations. — Pour injections :

Solution dans l'eau bouillie à 1 p. 100 (eau créosotée).

Plus irritante que les solutions d'acide phénique et moins antiseptique à cause de sa faible concentration.

Pour cautérisations :

Solution forte :

Glycérine. } āā. . . . . . . 50 grammes.
Créosote..

Solution moyenne :

Glycérine. . . . . 65 grammes.
Créosote. . . . . 35 —

Solution faible :

        Glycérine. . . . .   75 grammes.
        Créosote.   25   —

Pour injections interstitielles :

Mêmes formules que pour cautérisations.

SUCCÉDANÉS DE LA CRÉOSOTE

Crésylol ou **méta-crésol.** — Liquide ; odeur créosotée ; insoluble dans l'eau, soluble dans l'alcool et la glycérine.

Gaïacol. — Liquide incolore, très réfringent ; odeur aromatique.

Partie constituante de la créosote. Même emploi et même dose.

IODE

Teinture d'iode :

Aspect. — Liquide brun ; odeur caractéristique.

Formule :

> Iode sublimé . . . . 10 grammes.
> Alcool à 90°. 120   —

Propriétés. — Caustique, révulsif, résolutif. Fortement colorant. Se volatilise lentement. A la lumière l'iode de la teinture se transforme partiellement en acide iodhydrique, dont l'action est plus caustique. C'est pourquoi dans le public on dit que la vieille teinture est plus forte. En réalité, elle est, au contraire, plus pauvre en iode libre, c'est-à-dire actif, mais plus irritante.

Les instruments métalliques placés dans une armoire avec un flacon de teinture d'iode ternissent par l'action oxydante des vapeurs iodées.

Les taches que la teinture d'iode laisse sur les mains s'enlèvent avec une solution d'iodure de potassium.

Incompatibilités. — Métaux et sels métalliques avec lesquels l'iode forme des iodures : *bichlorure de mercure, nitrate d'argent, sulfate de* *cuivre, acétate de plomb, acide azotique, amidon.*

Usages. — En badigeonnages.

Préparations. — *Glycéré d'iode :*

Teinture d'iode. . . .	20 à 40 grammes.
Glycérine	150 —

En application sur un tampon de ouate.

Glycéré iodo-tannique :

Teinture d'iode. . . .	20 à 40 grammes.
Tanin.	40 —
Glycérine	150 —

Même emploi.

Solution aqueuse de teinture d'iode :

Eau distillée.	1000 grammes.
Teinture d'iode . . .	10 à 40 —
Iodure de potassium.	Q. s.

Pour empêcher la précipitation de l'iode.

NITRATE D'ARGENT, AZOTATE D'ARGENT

Aspect. — Sel incolore, cristallin, ou fondu sous forme de crayons de la grosseur d'une plume d'oie, blancs ou grisâtres. Saveur caustique amère; goût d'encre.

Propriétés. — Caustique, astringent. Tache la peau en violet noirâtre et les muqueuses en blanc.

L'albumine décompose instantanément le nitrate d'argent avec production d'albuminate d'argent insoluble. Cette réaction énergique détruit les tissus et les virus en leur enlevant l'albumine; c'est en cela que consiste son action fortement antiseptique. Mais cette action n'est ni durable ni profonde : dès le premier contact la solution se neutralise tout entière, et de plus la couche insoluble d'albuminate forme une barrière infranchissable à la pénétration plus profonde du sel. Il se forme une eschare rétractée qui tombe laissant à nu la couche profonde.

Altère les instruments métalliques.

Solubilité :

100 gr. d'eau dissolvent 100 grammes de nitrate d'argent.
100 gr. d'alcool. . . . . 10 —

Incompatibilités. — *Sulfates*, *carbonates* et *chlorures* qui le précipitent des solutions. L'eau de source ou de rivière, qui contient toujours une certaine quantité de ces sels, ne peut servir pour les solutions: on emploie l'eau distillée. Le sel de cuisine sert à neutraliser l'excès de nitrate d'argent qui pourrait fluer vers d'autres organes après une application locale. — *Matières organiques albumineuses.*

Usages. — En attouchement au crayon; en badigeonnage avec la solution aqueuse, comme astringent, cicatrisant, cautérisant superficiel.

Préparations :

Solution forte, à.	10 p. 100
Solution moyenne, à.	3 p. 100
Solution faible, à	1 p. 100

Les taches que le nitrate d'argent laisse sur les doigts peuvent s'enlever, quand elles sont fraîches, avec une solution concentrée d'iodure de potassium.

PERCHLORURE DE FER

(CHLORURE FERRIQUE)

La solution du Codex est seule employée pour l'usage externe. Elle est délivrée dans les pharmacies sous la dénomination : *Perchlorure de fer*. — Pour avoir le sel, formuler : perchlorure de fer anhydre.

Aspect. — Liquide brun, inodore, salissant; goût styptique.

Propriétés. — Astringent énergique, corrosif en solution concentrée.

Solubilité. — La solution du Codex (solution saturée) contient, pour 100 grammes, 26 gram. de perchlorure de fer anhydre et 74 grammes d'eau.

Cette solution se mélange en toute proportion à l'eau, l'alcool et la glycérine.

Incompatibilités. — Toutes les substances *albuminoïdes, gommeuses, mucilagineuses*, qu'il coagule ; les sels métalliques — *mercuriaux,* *nitrate d'argent*, qu'il précipite ; les *alcalins* ; le *tanin*, avec lequel il forme de l'encre.

Usages. — Comme hémostatique, tonifiant et astringent, en badigeonnages, injections, lavages. L'application de la solution concentrée sur les plaies à vif est douloureuse. Sur les muqueuses, elle produit des eschares.

Préparations. — Dans les hémorragies en nappe causées par de vastes érosions de la muqueuse, on peut employer les solutions suivantes :

Perchlorure de fer . . . . .   1 gramme.
Eau . . . . 10 grammes.

Perchlorure de fer . . . .   2 grammes.
Glycérine. 10   —

En badigeonnages.

Si l'hémorragie provient d'un point très limité, on peut faire un attouchement avec une boulette de coton trempée dans la solution concentrée. Mauvais moyen : la pince hémostatique vaut mieux.

On use de même de la ouate hémostatique qui est du coton trempé dans une solution de perchlorure de fer et desséché à l'étuve.

Pour injections, on se sert de la solution à 1 ou 2 p. 100.

Perchlorure de fer. . . . 100 grammes.
Eau distillée. 150   —

Un verre à liqueur dans un litre d'eau donne une solution à 1 p. 100.

Perchlorure de fer. . . . 100 grammes.
Glycérine 150   —

Même dose.

ACIDE AZOTIQUE

Aspect. — Liquide incolore, fumant, odeur âcre caractéristique, goût brûlant.

Propriétés. — Corrosif énergique. Tache les doigts en jaune.

Solubilité. — Dans l'eau en toute proportion.

Usage exclusif. — En légers attouchements pour cautérisations superficielles.

ACIDE CHROMIQUE

Aspect. — Cristaux en aiguilles rouge brun foncé. Odeur nulle, saveur brûlante.

Propriétés. — Corrosif énergique. Tache les doigts en brun. Très déliquescent. Inflammable.

Même **usage** que l'acide azotique, mais plus énergique. Il peut arriver qu'un tampon de coton imbibé d'acide chromique prenne feu dans le spéculum par la seule chaleur du vagin.

Peu employé.

NITRATE ACIDE DE MERCURE

Aspect. — Liquide incolore, inodore, très caustique.

Propriétés. — Le caustique superficiel le plus puissant que l'on emploie en gynécologie.

SULFATE DE CUIVRE

(VITRIOL BLEU)

Aspect. — Gros cristaux vitreux, inodores; goût styptique.

Propriétés. — Astringent, antiseptique, caustique à l'état solide ou en solution concentrée. S'effleurit au contact de l'air et se recouvre d'une poudre blanchâtre de sulfate déshydraté.

Solubilité. — 100 grammes d'eau dissolvent 50 grammes de sulfate de cuivre.

Insoluble dans l'alcool.

Incompatibilités. — Acides, sels de zinc et de fer.

Usages. — Comme désinfectant et antiseptique, en lavages et injections.

Comme cautérisant intra-utérin, en crayons.

Préparations. — Pour injections : solution aqueuse à 2 p. 100, jusqu'à 5 p. 100.

Prescrire des paquets de 20 à 50 grammes de sulfate de cuivre pulvérisé, pour un litre d'eau bouillie.

Crayons au sulfate de cuivre :

Sulfate de cuivre. . . . . 20 grammes.
Farine de seigle. . . . . . 15 —
Gomme adragante. . . . . 5 —

Pour 10 ou 20 crayons.

Le sulfate de cuivre doit être chimiquement pur et ne contenir ni fer ni zinc.

CHLORURE DE ZINC

Aspect. — Masse blanche, onctueuse; odeur nulle; saveur brûlante.

Propriétés. — Corrosif, antiseptique, déliquescent.

Soluble dans l'eau en toute proportion.

Usages. — Il y a quelques années, le chlorure de zinc était employé comme cautérisant intra-utérin. Il a été abandonné à cause des suites funestes qu'a entraînées son application. Il provoque des cicatrices rétractiles et des adhérences cicatricielles qui rétrécissent, oblitèrent même souvent complètement la cavité et le col de l'utérus. Son emploi est donc dangereux, et nous le déconseillons.

On emploie quelquefois le chlorure de zinc en solution à 1 et 2 p. 100 pour injections. Il n'a aucun avantage sur le sulfate de cuivre.

EXTRAITS DE BELLADONE ET D'OPIUM

On emploie l'extrait alcoolique de racine de belladone.

Corps poisseux noirâtre.

Calmant.

On emploie l'extrait aqueux de résine d'opium.

Extrait solide.

Calmant.

Usages. — Exclusivement en suppositoires, les deux extraits séparés ou unis.

Préparations :

Beurre de cacao. . . . . . . 5 grammes.
Extrait de belladone. . . . 2 centigr.

Pour un suppositoire vaginal.

5

> Beurre de cacao. . . . . . 1 gramme.
> Extrait d'opium . . . . . . 5 centigr.

Pour un suppositoire vaginal.

> Beurre de cacao. . . . . . 5 grammes.
> Extrait d'opium. . . . . . 3 centigr.
> Extrait de belladone. . . . 2　　—

Pour un suppositoire vaginal.

CHLORHYDRATE DE COCAÏNE

Aspect. — Sel blanc, soluble dans l'eau et la glycérine.

Propriété. — Calmant momentané.

Usage. — En badigeonnages avec la solution aqueuse.

Solution forte :

> Chlorhydrate de cocaïne. . 1 gramme.
> Eau distillée. . . . . . . 20　　—

Solution moyenne :

> Chlorhydrate de cocaïne. . 50 centigr.
> Eau distillée. . . . . . . 20 grammes.

Solution faible :

Chlorhydrate de cocaïne. .   5 centigr.
Eau distillée . . . .   20 grammes.

Solution glycérinée :

Mêmes proportions.

VASELINE

Corps gras, minéral, véhicule indifférent.

La **vaseline blanche,** qui a la consistance de l'axonge, est employée pour lubrifier les instruments et les doigts de l'opérateur, quelquefois pour enduire les tampons, pure ou additionnée de substances médicamenteuses.

Vaseline boriquée :

Vaseline blanche . . . .   100 grammes.
Acide borique.   10   —

Vaseline au tanin, à l'iodure de potassium, à l'iode, etc. — Peu employée.

Vaseline liquide, huile de naphte. Liquide huileux, transparent. Peut remplacer, sans grand avantage, la glycérine.

La lanoline, huile de suint concentrée et épurée. Jaunâtre, poisseuse, légère odeur de laine. Ne rancit pas; incorpore les liquides.

GLYCÉRINE

Aspect. — Liquide oléagineux (densité, 1,24) transparent, incolore, inodore, goût sucré. Neutre au papier de tournesol.

Propriétés. — Lubrifiant, adoucissant, légèrement antiseptique. Se mélange avec beaucoup de liquides et dissout beaucoup de corps.

Liquides auxquels on mélange ordinairement la glycérine :

Eau en toutes proportions.
Alcool.

Liquides auxquels elle ne se mélange pas :

Huiles grasses.
Essences.

Solubilité de quelques médicaments dans la glycérine :

100 parties de glycérine dissolvent à 15° :

<table>
<tr><td>Acide phénique,</td><td rowspan="5">toutes proportions.</td></tr>
<tr><td>Protoiodure de fer,</td></tr>
<tr><td>Protochlorure de fer,</td></tr>
<tr><td>Nitrate d'argent,</td></tr>
<tr><td>Nitrate de mercure,</td></tr>
</table>

Tanin	50	parties.
Iodure de potassium . . .	40	—
Bromure de potassium . .	25	—
Chlorhydrate de morphine.	20	—
Chlorhydrate de cocaïne. .	Q. s.	
Bichlorure de mercure . .	7.50	
Créosote	Mélange intime.	
Iode	1.90	
Extraits végétaux	Q. s.	
Acide borique	10	

Emplois. — Sous forme de badigeonnages, d'injections, de tampons imbibés, de suppositoires.

Nous donnons les formules en parlant de chaque médicament.

LAMINAIRE

Tiges desséchées d'une algue marine, la *Laminaria digitata*.

Aspect. — Bâtonnets noirâtres, pleins ou creux, cylindriques, lisses, arrondis aux extrémités, de 8 à 10 centimètres de longueur, calibrés de 1 à 10 millimètres, élastiques, fermes. Une extrémité est ordinairement munie d'un fil de soie.

Propriétés. — Au contact des liquides, ces tiges se dilatent jusqu'à sextupler leur volume progressivement et uniformément.

Usage. — Dilatation lente de la cavité utérine.

L'éponge préparée, inférieure à la laminaire, impossible à aseptiser, doit être complètement rejetée de la pratique gynécologique. Elle a, au surplus, l'inconvénient grave d'être souvent composée de plusieurs morceaux accolés, dont quelques-uns peuvent rester dans la cavité utérine et déterminer des accidents.

PRIX DES MÉDICAMENTS

Observation. — Le médecin, dans la clientèle pauvre et même aisée, est quelquefois,

souvent même dans ses débuts, fort embarrassé
de son ignorance même approximative du prix
des médicaments qu'il ordonne. De deux médicaments d'activité à peu près égale il serait
souvent content de ne pas employer celui qui
coûte dix fois plus cher que l'autre. Dans la
clientèle riche ces inconvénients ne sont pas les
mêmes ; mais le médecin risque de se rendre
ridicule en ordonnant pour un usage journalier
et prolongé une préparation qui se vend au
poids de l'or, ou peu s'en faut.

J'ai cru utile de dresser cette petite liste[1] des
prix des médicaments que je mentionne.

Ces chiffres n'ont rien d'absolu, car les prix
commerciaux varient quelquefois d'année en
année. Les pharmacies n'ont pas non plus les
mêmes tarifs. Mais j'estime que le médecin
peut se contenter d'une approximation que la
table suivante lui donne suffisamment :

1. Que je dois à l'obligeance de M. Wegbecher, phar-
macien distingué.

	Prix du kil. en gros.		Prix dans les pharmacies, au détail.		
	fr.	c.	fr.	c.	
Bichlorure de mercure.	12	»	0	10	le gram.
Biiodure de mercure. .	50	»	0	15	—
Acide phénique	3	»	0	30	30 gram.
Thymol.	60	»	0	15	le gram.
Essence de thym . . .	16	»	0	10	—
Aseptol.. . . . . . (R)[1]	12	»	0	10	—
Créoline. . . . . (R).	2	50	0	30	30 gram.
Ichthyol . . . . . (R).	80	»	0	20	le gram.
Permanganate de potasse	5	»	0	05	—
Acide salicylique . . .	25	»	0	10	à 0,15 le gr.
Acide borique.	1	50	0	50	100 gram.
Tanin.	10	»	0	05	le gram.
Alun.	0	75	0	10	30 gram.
Iodoforme.	60	»	0	15	à 0 20 le gr.
Résorcine.	30	»	0	10	—
Ouate iodoformée. . .	2	25	125 gr.		
Ouate salolée	1	75	125 —		
Gaze iodof. à { 5 p. 100	1	75	le mètre.		
10 p. 100	2	»	—		
Gaze salolée	1	25	—		
Iodol.	200	»	le kil. 0 40 à 0 50 le gr.		
Salol.	40	»	— 0 20 —		
Antiseptol. . . . . . (R)	150	»	— 0 40 à 0 50 —		
Crésalol. . . . . . (R)	65	»	— 0 20 —		
Dermatol. . . . . (R)	100	»	— 0 25 —		

1. Les substances que l'on trouve rarement dans les pharmacies de province sont marquées d'un R.

	Prix du kil. en gros.		Prix dans les pharmacies, en détail.		
	fr c.		fr. c.		
Sozoiodol de mercure (R)					
— de potasse (R)	200 »	—	0 40	le gram.	
— de zinc (R)					
— de soude (R)					
Aristol.	150 »	—	0 30	—	
Sous-nitrate de bismuth.	25 »	—	0 10	—	
			1 50	30 gram.	
Carbonate de bismuth (R).	26 » (var.)		0 75	10 —	
Carbonate de magnésie .	1 40		0 10	30 —	
Oxyde de zinc.	3 »		0 30	30 —	
Talc.	1 »		0 10	—	
Créosote de hêtre.. . . .	20 »		0 10	le gram.	
			1 50	30 —	
Crésylol . . . . . . (R).	3 »		0 30	30 —	
Gaïacol.	120 »		0 25	le gram.	
Teinture d'iode.	8 »		1 »	30 —	
Nitrate d'argent	170 »		0 30	le gram.	
Perchlorure de fer. . . .	2 »		0 60	30 —	
Acide azotique.	2 »		0 60	—	
Acide chromique	10 »		0 10	le gram.	
Nitrate acide de merc. (R).	12 »		0 10	—	
Sulfate de cuivre.	2 50		0 30	30 gram.	
Chlorure de zinc	2 »		0 30	—	
Extrait de belladone . . .	20 »		0 05	le gram.	
Extrait d'opium	100 à 150		0 50	—	
Chlorhydrate de cocaïne.	1000 »		3 »	—	
Chlorhydrate de morphine.	400 »		1 50 à 2 »	—	
Vaseline.	3 50		0 30	30 gram.	
Lanoline.	10 »		0 60	—	
Glycérine	1 80		0 20	—	
Laminaire	5 fr. la douz.		1 fr. la pièce.		
Éponge préparée.	40 » le kil.		0 10	le gram.	
Beurre de cacao.	8 à 10 »		0 60	30 —	

CHAPITRE III

FORME DES TOPIQUES

Les divers corps énumérés et décrits dans le chapitre précédent sont employés sous quatre formes :

Topiques solides;
    —   pulvérulents;
    —   oléagineux;
    —   liquides.

Certains médicaments, par leur nature même, appartiennent exclusivement à l'une de ces catégories. D'autres peuvent entrer dans deux ou plusieurs formes.

Solides. — Nous rangerons dans cette forme : le suppositoire, le crayon et la laminaire.

Le **suppositoire** (fig. 22) est un corps fondant que l'on introduit dans le vagin ou dans le rectum, et qui, liquéfié par la chaleur de ces milieux, forme une sorte de bain intérieur pour leurs parois, les ramollit, et favorise ainsi l'ab-

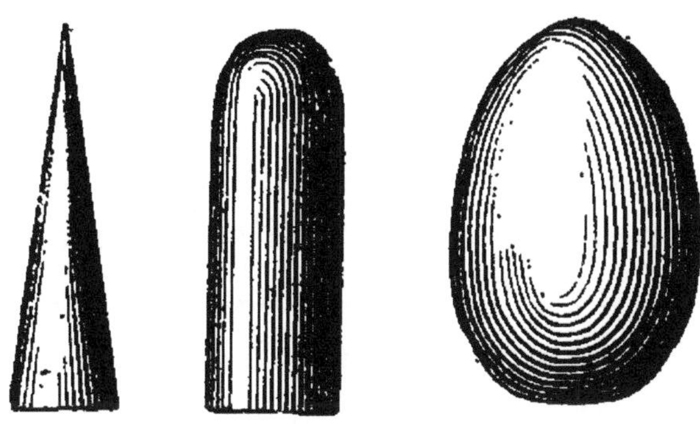

FIG. 22.

sorption par les muqueuses des principes actifs dont le topique est chargé.

Leur volume moyen est de 4 centimètres de long sur 2 centimètres et demi de diamètre pour le vagin, et moitié moindre pour le rectum.

Leur forme est conique, cylindrique arrondie à un bout (en balle de fusil) ou ovoïde.

La forme conique est la moins commode ; la pointe effilée du cône se brise facilement. Les formes cylindriques et ovoïdes sont bonnes et ont à peu près la même valeur. Cette dernière est adoptée pour les suppositoires en glycérine solidifiée. Le plus grand inconvénient du suppositoire est la facilité avec laquelle, une fois introduit, il tombe hors d'un vagin large. Cette remarque s'applique surtout aux suppositoires en glycérine. On a essayé d'y obvier en garnissant la partie inférieure d'une espèce de disque élargi. Un autre inconvénient consiste dans l'écoulement de la substance fondue hors des organes, ce qui oblige la malade à se garnir. On fera bien de la prévenir de cette éventualité quand on ordonne des suppositoires.

Les suppositoires glycérinés sont plus souples et plus faciles à introduire.

La substance active est incorporée au véhicule même. Dans les suppositoires en beurre de cacao, on ménage quelquefois à l'intérieur une loge qui contient le médicament.

Les **crayons** (fig. 23) sont des suppositoires uté-
rins. La difficulté plus grande de leur introduction et l'étroitesse de l'orifice du col contraint
à leur donner une consis-
tance plus rigide et une
épaisseur moindre. Ce sont
des bâtonnets solides de
la grosseur d'une plume
d'oie, cylindriques, à bout
effilé. On les fait droits ou
légèrement recourbés. Le
médicament actif est in-
corporé à un mélange fon-
dant à base de gomme.

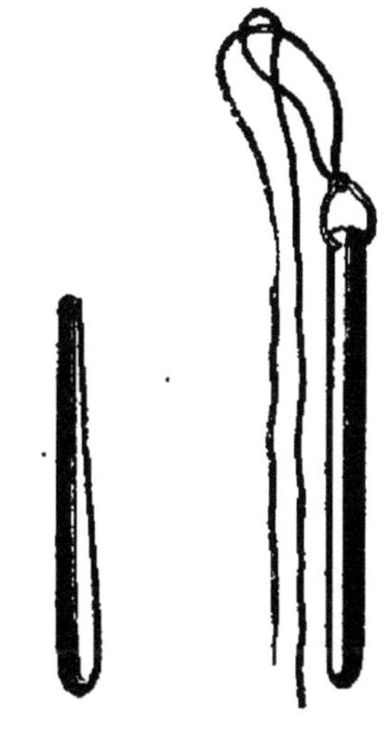

FIG. 23.   FIG. 24.

Laminaire[1] (fig. 24). —
Les tiges de laminaire se choisissent non fendil-
lées, lisses, d'un calibre variant de 3 à 8 millimètres. Les tiges plus grosses se dilatent irrégulièrement. Si une dilatation plus grande est

1. BERLIN. *Le curetage de l'utérus. Sa technique et sa valeur ;* Paris, 1892.

nécessaire, on juxtapose plusieurs tiges en faisceau.

On emploie indifféremment les tiges pleines et les tiges creuses. Le canal de ces dernières s'oblitère quand la tige gonfle, et l'écoulement des liquides au dehors que l'on recherche par cette disposition est rendu illusoire.

Stérilisation des tiges de laminaire. — Les tiges mises à l'étuve se déforment et se fendillent ; on est donc obligé de recourir à un autre moyen de stérilisation, qui est le suivant :

Les laminaires du commerce sont débarrassées de leur fil de soie, qui a beaucoup de chance d'être malpropre. Après s'être aseptisé les mains, on racle les tiges, avec un éclat de vitre stérilisé, jusqu'à enlèvement de la couche superficielle. On les frotte avec un linge rude imbibé de solution alcoolique de sublimé à 1 p. 100 ; on adapte un fil de soie solide préalablement bouilli dans l'eau sublimée, puis on les plonge dans un flacon d'éther iodoformé à 10 p. 100.

Les laminaires séjournent dans cette solution indéfiniment sans gonfler et acquièrent de la souplesse. Elles deviennent en outre un véritable crayon iodoformé qui joint à son action mécanique l'action antiseptique et anesthésiante de l'iodoforme.

Tampons. — Les tampons sont des boules de coton hydrophile de grosseur variable, qui va de celle d'une noisette à celle d'une grosse noix, munis d'un fil de 15 centimètres de long, destinés à être introduits dans la cavité vaginale. Ils servent :

1° A maintenir les topiques pulvérulents ou oléagineux au contact du col ;

2° A opérer une dilatation modérée du vagin, une sorte de massage à demeure, ou à maintenir un redressement provisoirement, avant le placement d'un appareil plus sévère (pessaire) ;

3° A agir comme un suppositoire (*tampons chargés*).

Tout pansement vaginal est ordinairement complété par l'introduction d'un tampon.

Confection (fig. 25). — On choisit de la ouate hydrophile en rame parfaitement aseptique. Sur une table recouverte d'un linge propre avec des mains aseptisées, on étale la ouate et on en détache une couche carrée d'un 1/2 centimètre d'épaisseur et de 30 à 40 centimètres de côté. On en forme un rouleau assez ferme, puis on prépare un écheveau de fils de soie ou de lin solides et propres coupés en bouts de 30 centimètres. Avec ces bouts de fil, on lie solidement le rouleau de 4 en 4 centimètres, laissant pendre le surplus du lien en deux bouts d'égale longueur. Enfin, à l'aide de ciseaux ou d'un rasoir, on partage le rouleau en tronçons égaux en passant à égale distance de deux ligatures. Chacun des petits rouleaux ainsi formés est un peu redressé, de manière à former une boule, et placé dans une boîte à l'abri des poussières.

Tampon chargé. — C'est un tampon qui contient dans son intérieur une poudre médicamenteuse soluble. Pour le confectionner (fig. 26),

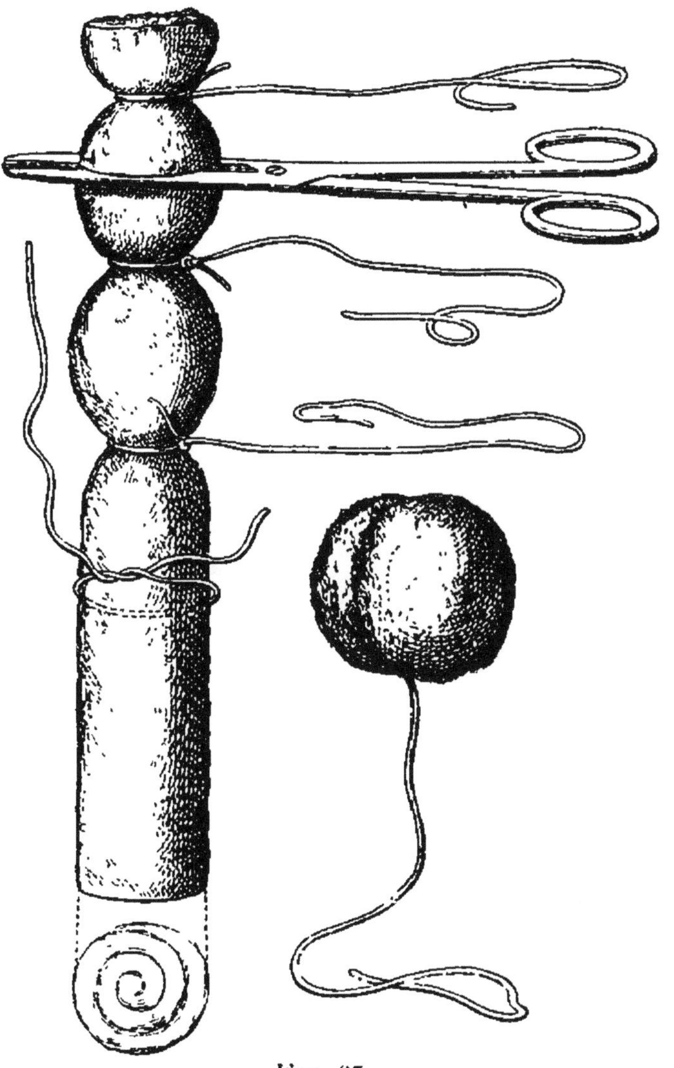

FIG. 25.

on détache un carré de coton hydrophile de 5 centimètres de côté sur 1 centimètre d'épaisseur,

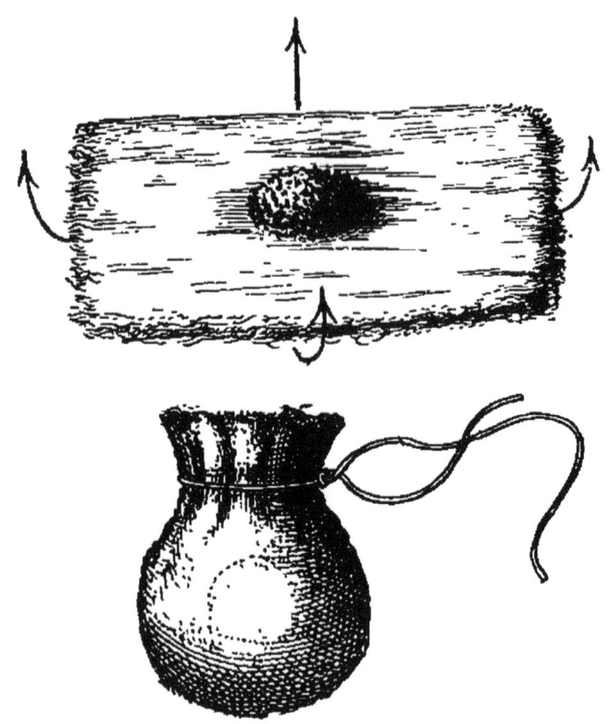

FIG. 26.

au milieu duquel on place en un petit tas la
quantité de poudre voulue (2 à 3 grammes). On
relève ensuite les bords de manière à former

un nouet que l'on lie par un fil comme pour le tampon simple.

L'action du tampon chargé, analogue à celle du suppositoire, a l'avantage d'être de plus longue durée. Il tient mieux dans le vagin et n'a pas l'inconvénient de s'écouler hors de la vulve et de salir le linge.

Le tampon introduit dans le vagin est imprégné par les sécrétions vaginales; la poudre contenue dans son intérieur se dissout lentement et il s'établit une sorte d'exosmose par laquelle le médicament passe peu à peu dans le milieu où il est destiné à agir.

En est-il ainsi dans la pratique? D'aucuns objectent que les sécrétions vaginales qui pénètrent dans le tampon neutralisent sur place, en tout ou en partie, les propriétés du médicament, surtout si c'est un astringent, avant que les parois vaginales en profitent. Cette objection, quoique théorique, a son poids; elle est de nature à limiter un peu la confiance que l'on peut avoir dans les tampons chargés.

Gaze médicamenteuse. — Gaze imprégnée de principes actifs : iodoforme, salol, perchlorure de fer, acide salicylique, etc. Elle s'emploie le plus souvent sous forme de bandes et sert au tamponnement de l'utérus ou du vagin. Les plus usitées ont 10 centimètres de largeur. Elles doivent être souples, en tissu à grosses mailles. Une bonne longueur moyenne est 5 mètres.

Coton médicamenteux. — Même emploi que le coton hydrophile et que les bandes médicamenteuses. Dans la pratique gynécologique, il est avantageusement remplacé par la gaze.

Remarque. — Le chargement en iodoforme ou en substance active des bandes de gaze se fixe le plus souvent au titre de la solution éthérée ou alcoolique qui a servi à la confection. Cette évaluation est très infidèle et toujours plus élevée que la réalité. Il serait plus pratique de calculer le poids relatif de la gaze ou de la ouate non chargée et celui du médicament fixé après le bain, ce qui se fait dans quelques bonnes fabriques.

Même dans ce cas, la volatilité de certains principes (iodoforme) fait qu'au bout d'un certain temps les bandes perdent beaucoup de leur activité. Il est donc urgent de les conserver dans une enveloppe hermétique.

Pulvérulents. — Les poudres sont employées :

1º Comme médicament actif;

2º Comme corps interposable dans les plis des tissus pour empêcher l'irritation causée par le frottement;

3º Comme absorbant des sécrétions, afin de circonscrire leur action contaminante.

Pour le premier usage, les poudres sont choisies et combinées selon les indications. On les mitige, s'il y a lieu, avec des poudres indifférentes, talc, amidon, lycopode, que l'on choisit du même poids spécifique approximatif que la poudre active afin de faciliter l'insufflation.

Les poudres insolubles, qui ne se prennent pas facilement en grumeaux comme le talc et le lycopode, sont les meilleurs pour isoler les replis.

Enfin, comme absorbantes, les poudres hygroscopiques, antiseptiques faibles et insolubles, sont les plus convenables (oxyde de zinc, carbonate de magnésie).

Les poudres trop légères sont incommodes pour l'insufflation : elles forment nuage et sont chassées hors du spéculum par le courant d'air du soufflet.

Les poudres servent également à saupoudrer les organes externes, petites et grandes lèvres et leurs replis, dans les affections cutanées génitales. Pour composer une bonne poudre, il faut prendre en considération sa propriété de plus ou moins bien adhérer à là surface cutanée.

Les poudres à grains relativement gros, comme le tanin, l'acide borique, le salol, n'adhèrent pas bien ; l'amidon pur non plus.

Par contre, les poudres à grains fins et d'un certain poids, comme le sous-nitrate de bismuth, le carbonate de bismuth, l'oxyde de zinc, qui forment avec les liquides un mélange

crémeux, adhèrent bien. Une couche mince de
corps gras étalée préalablement sur la surface
assure la fixité de la poudre.

Il faut distinguer dans la pratique les poudres
végétales, qui s'altèrent, fermentent et gonflent,
des poudres minérales qui ne subissent pas de
modifications si elles sont insolubles.

Les **Oléagineux** se divisent en huiles, glycérés, pommades.

Les huiles, ou liniments, sont à base d'huiles
végétales ou minérales. Les premières ont
l'inconvénient de rancir, et par cela même de
devenir irritantes. Aussi seraient-elles souvent
remplacées par l'huile de naphte, ou vaseline
liquide, si cette dernière, quoique immuable et
très aseptisable, n'était pas totalement dé-
pourvue du pouvoir de pénétrer dans les tissus.
Le mieux est de se servir de glycérés, préparations à base de glycérine.

Quand on cherche une action plus prolongée
et que les tissus doivent être recouverts d'un
corps isolant contenant une quantité assez

grande de principe actif, on emploie les pommades. Les excipients des pommades sont le cérat, l'axonge, le beurre de cacao, la vaseline, la lanoline.

Le cérat, mélange de cire et d'huile, est une vieille préparation abandonnée, qui rancit très vite.

L'axonge, panne de porc fondue et purifiée, rancit également.

On se sert d'axonge benzoïnée qui est plus durable. Cet excipient est bon; il incorpore à un certain degré les substances liquides.

La vaseline blanche est d'une fluidité trop grande pour faire une bonne pommade : elle se transforme en huile à la chaleur des tissus.

La lanoline ne rancit pas, a une consistance poisseuse, incorpore les liquides; elle est un excellent excipient quand on la mélange à la vaseline.

Le beurre de cacao trouve mieux son emploi pour la confection des suppositoires. Il rancit en pommades.

Liquides. — Les liquides actifs, comme la teinture d'iode, les acides, les solutions de nitrate d'argent, s'appliquent en attouchements et badigeonnages.

Mais dans la grande majorité des cas les liquides sont administrés sous forme de solution faible dans l'eau, en lotions et en injections.

La lotion se fait froide ou chaude. Le liquide doit être une solution non irritante.

Même remarque pour l'eau d'une injection.

Certaines solutions exigent comme excipient de l'eau distillée, comme le nitrate d'argent et le permanganate de potasse.

Il est toujours bon de n'employer que de l'eau filtrée et bouillie.

Le liquide aqueux, indépendamment de son action médicamenteuse, agit par sa température.

L'eau est dite glacée de 0° à 2°, froide de 2° à 12°, à température de l'appartement jusqu'à 30°, tiède jusqu'à 45° et chaude jusqu'à 50°. Cette dernière température est la limite supé-

rieure de l'eau chaude employée : au-dessus,
elle produirait des brûlures.

A ces températures élevées on a la précaution de vérifier le degré au thermomètre et de
ne pas se fier à l'impression de la main, qui est
souvent trompeuse.

CHAPITRE IV

TECHNIQUE

**Placement de la malade et disposi-
tions préliminaires.** — La malade est étendue
la tête reposant librement sur un coussin bas,
le bassin sur un plan résistant sans être dur
(fig. 27), — une couverture de laine pliée en
huit et recouverte d'une toile cirée peut servir
de type, — les fesses à fleur du bord, les cuisses
écartées, les genoux pliés, les pieds soutenus à
la hauteur du siège par des étriers, ou les
jambes maintenues sur des supports en crois-
sant de 40 centimètres de haut qui portent dans
le creux poplité. Cette dernière position, très
avantageuse pour l'opérateur, car elle maintient

l'écartement voulu des cuisses, est un peu fatigante pour la femme. Il faut que les muscles abdominaux et lombaires se trouvent en relâchement complet, ce qui ne s'obtient que quand

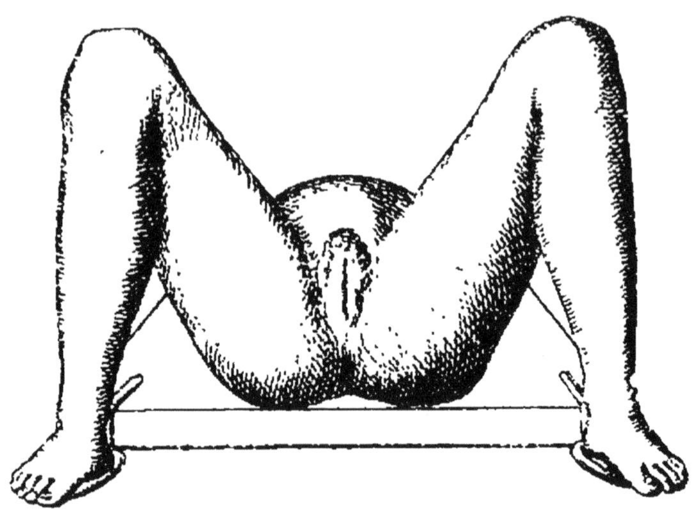

Fig. 27.

la position est commode et quand la femme respire bien. Tout doit être disposé de manière à rendre la vulve et l'anus parfaitement accessibles à l'œil et à la main de l'opérateur. La table, ou le fauteuil, est placé devant une fenêtre.

On s'enquerra si la femme vient d'uriner ; sinon on l'invitera à le faire.

Quand on a affaire à un sujet nerveux, on surveillera les mains, qui peuvent venir, par un mouvement involontaire, interrompre une manœuvre.

Nous ne décrirons pas les nombreux modèles de fauteuils et tables qui réalisent plus ou moins bien ces conditions : les plus simples sont en général les plus commodes et répugnent moins aux femmes, qui ont souvent une certaine aversion pour les fauteuils à mécanique compliquée, qu'elles appellent « la machine ». Citons comme le modèle le plus simple et qui remplit très bien sa destination la table d'Auvard.

Les instruments dans un bain phéniqué, les objets de pansement dans une boîte métallique et les médicaments sur une étagère sont à la droite de l'opérateur, à la portée de sa main, ainsi que le bassin pour jeter les pansements souillés. Un autre bassin rempli d'eau chaude reçoit les instruments après qu'ils ont servi, pour faciliter le lavage antiseptique auquel ils seront soumis avant de resservir pour une autre malade.

A la gauche se trouvent le bock à injections, dont la canule trempe dans un bain antiseptique, et la fontaine d'eau antiseptique pour le soin des mains.

La propreté antiseptique des instruments et des mains, une fois bien organisée, ne fait pas perdre de temps à l'opérateur. Elle évitera bien des déboires en rendant inoffensives des érosions faites par mégarde, et qui autrement pourraient devenir le siège d'une infection.

Lotions. — Le but des lotions est soit de nettoyer et de déterger les parties externes malades, soit de porter à leur contact des substances médicamenteuses, calmantes, émollientes ou antiseptiques. On ne se sert jamais d'éponges, mais de linge fin et usé, ou mieux de coton hydrophile que l'on change à chaque lotion. Appliquer, sans frotter, le coton imbibé à plusieurs reprises. Sécher ensuite en appliquant du linge sec, également sans frotter.

Dans quelques cas, lorsque les surfaces ne sont pas enflammées ou irritées, il est indiqué de faire des frictions pour enlever les croûtes ou produire une réaction plus ou moins vive.

La lotion ou la friction est ordinairement suivie d'application de pommade et de saupoudrement, que l'on fait également avec un tampon de ouate sèche.

Introduction du spéculum (spéculum bivalve). — Après s'être rendu compte par le toucher de la position du col, l'opérateur enduit d'une couche de vaseline la surface extérieure des valves d'un spéculum. Il saisit l'instrument par la partie postérieure entre les cinq doigts de la main droite, les leviers relevés en haut, écarte des doigts de la main gauche les poils, les grandes et les petites lèvres pour bien découvrir l'orifice vaginal. Il présente le bec du spéculum dans l'axe diagonal de la vulve, de façon à entrer obliquement, sans toucher ni la

fourchette ni le méat urinaire (fig. 28). Une fois
entré d'un ou deux centimètres, il redresse le

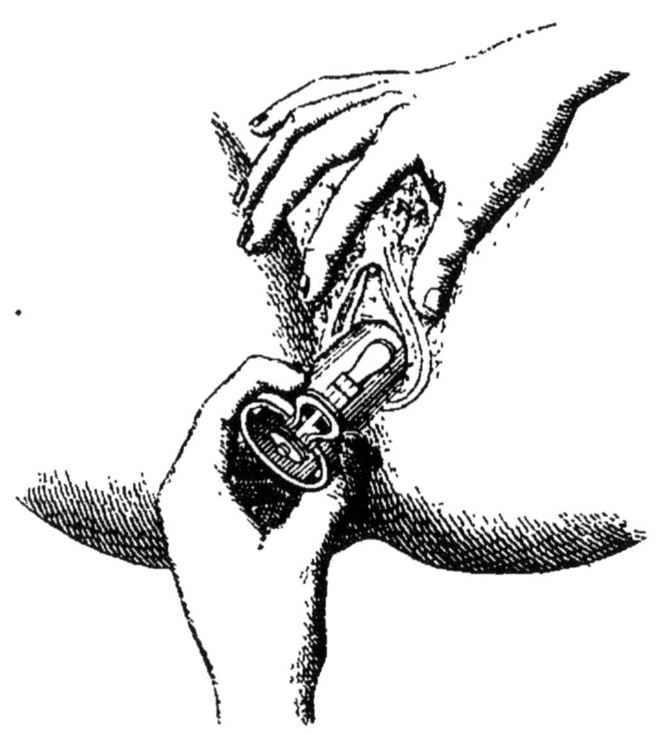

Fig. 28.

spéculum dans le sens transversal, l'enfonce en
rasant le plancher postérieur du vagin, et ne

s'arrête que quand il sent de la résistance, ou que le spéculum est à bout. Il appuie alors sur les leviers pour écarter les valves, et aperçoit entre elles le col qui fait saillie (fig. 29).

S'il ne l'aperçoit pas, cela tient à l'une des

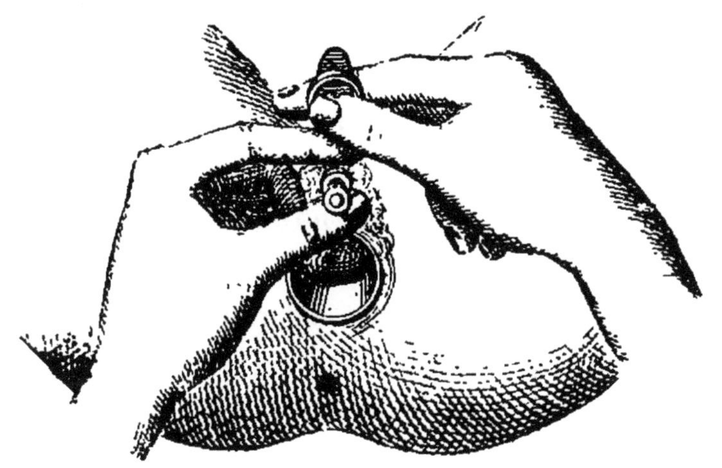

FIG. 29.

causes suivantes, dont nous indiquons en même temps le remède :

1° Le bec du spéculum est dans le cul-de-sac postérieur : le col est donc en haut. Retirer le spéculum d'un ou deux centimètres et l'élever en abaissant la partie extérieure.

2° Le bec est dans le cul-de-sac antérieur, ce qui arrive quand on n'a pas exactement rasé avec le spéculum la paroi postérieure. Retirer l'instrument d'un ou deux centimètres, et l'abaisser en soulevant la partie extérieure.

3° Un repli de la paroi postérieure masque le col, ce qui arrive dans les vagins larges. Retirer le spéculum de cinq centimètres et franchir le repli par un mouvement de bascule de bas en haut, puis de haut en bas.

4° Le bec est dans un des culs-de-sac latéraux. Ou bien la femme est mal placée, ou bien l'utérus est dévié à droite ou à gauche. Retirer entièrement le spéculum : on parvient difficilement après coup à déplacer l'instrument dans le sens latéral. Rectifier la position de la malade en installant son siège symétriquement, et diriger dès l'entrée du vagin le bec du côté de la déviation, que le toucher fera connaître.

5° Le spéculum est trop court. Changer d'instrument.

Une fois le col bien symétriquement placé

en saillie entre les valves, d'un coup de doigt sur l'écrou de la vis d'arrêt on fixe l'écartement.

Retirer le spéculum. — Dévisser l'écrou de la vis d'arrêt; saisir le spéculum par les leviers, le retirer avec lenteur, laissant les valves se rapprocher librement. Bien maintenir l'instrument à la sortie, pour ne pas butter contre la fourchette ou contre le méat urinaire.

L'introduction des autres modèles de spéculum ne présente rien de particulier. Pour ouvrir le spéculum à valves parallèles de Collin, après son introduction, on agit sur la vis, qui écarte les tiges latérales.

Le tube Fergusson s'introduit le bec en bas.

Application des poudres. — Le chasse-poudre est saisi de la main droite, l'index et le médius appuyés sur les anses latérales, le tube passant entre les doigts, le pouce appuyé sur le fond de la poire en caoutchouc (fig. 30). Après avoir bien débarrassé, à l'aide d'un flocon de ouate monté sur une pince, le fond du vagin du mucus qui le recouvre, on puise sur la pelle du chasse-poudre la substance pulvérulente à appliquer, on la porte presque au contact du museau de tanche, et d'un coup sec du pouce on la répand sur le fond du vagin. Le courant d'air doit être d'une force modérée, autrement la

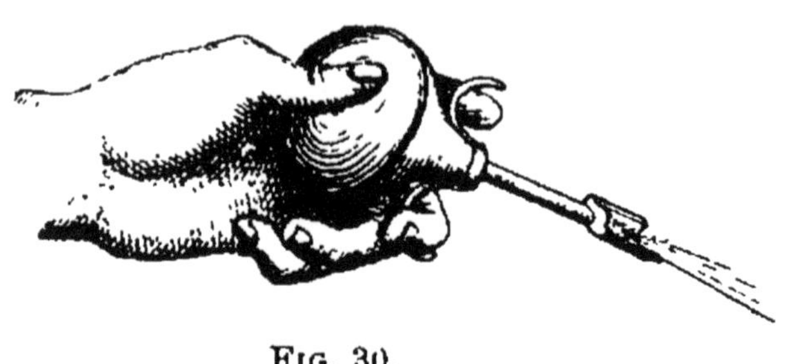

FIG. 30.

poudre est non seulement répandue, mais chassée en pure perte hors des organes.

Introduction d'un tampon. — Pour maintenir la poudre au contact du museau de tanche, on introduit un tampon.

Avant de retirer le spéculum, le tampon est saisi avec une pince à l'attache du fil, de façon à laisser celui-ci en arrière. On le porte dans l'orifice du spéculum en balayant la poudre qui s'y est répandue. En même temps, de l'autre main qui a dévissé l'écrou de la vis d'arrêt, on retire doucement le spéculum, tout en continuant à pousser le tampon jusqu'à ce qu'il se dégage du bec et tombe dans le vagin. L'abandonnant alors de la pince, on retire avec précaution pince et spéculum en s'assurant que le fil d'attache du tampon pend hors de la vulve. Il ne reste plus, si l'on a des doutes sur la bonne position du tampon, qu'à la rectifier avec le doigt introduit dans le vagin.

Ces trois opérations : introduction du spéculum, insufflation de poudre (acide borique et tanin), introduction d'un tampon, constituent le pansement vaginal ordinaire.

Le tampon chargé s'applique de la même manière.

Cautérisation du col. — Cette manipulation sert de type à toutes les applications médicamenteuses liquides sur le col.

Le spéculum étant placé, on débarrasse autant que possible, avec un flocon de ouate monté sur une pince, le col des sécrétions glaireuses qui le recouvrent. On introduit dans le cul-de-sac postérieur une boulette de ouate pour recueillir l'excès du liquide cautérisant; puis, à l'aide de la pince, on applique sur le col un flocon de ouate imbibé du principe actif; on le maintient un certain temps (deux ou trois secondes) au contact du museau de tanche. Ceci fait, on retire la boulette de ouate qui garnit le cul-de-sac postérieur, on récolte, s'il y a lieu, l'excès de liquide avec une nouvelle boulette, et on applique le pansement ordinaire.

Pour cautériser avec la solution de nitrate d'argent et avec les acides, il est indispensable, sous peine de détériorer l'instrument, de se servir d'un spéculum à valves de cristal ou d'un Fergusson. Un gros tampon imbibé copieusement de la solution argentique est porté au fond du vagin; on retire en même temps le spéculum pour dégager les culs-de-sac. Tous les replis du vagin sont soigneusement fouillés avec le tampon. L'excès du liquide caustique qui s'écoule hors du vagin est étanché à la sortie. Si la solution est forte (10 p. 100), il est bon de donner une injection d'eau chargée de sel marin pour précipiter l'excédent de nitrate argentique.

Le pansement vaginal n'est pas nécessaire après cette cautérisation.

Quand on emploie les caustiques énergiques (acide nitrique, chromique, nitrate acide de mercure), comme il s'agit toujours d'une lésion limitée du col, on porte ces topiques exactement sur l'ulcère ou la plaque avec une très petite boulette de ouate, ou mieux avec une tige en verre. Le pansement se fait avec un simple tampon, sans application de poudres, qui pourraient, avec les acides énergiques employés, produire une réaction chimique imprévue.

Scarifications. — Le spéculum étant placé, on donne une copieuse injection antiseptique (v. plus bas) en balayant du col le mucus utérin et les sécrétions vaginales. Avec le scarificateur en fer de lance, avec celui en crochet, ou simplement avec le bistouri long, on pratique en rayons autour de l'orifice cervical une série d'incisions d'un demi-centimètre de long sur la même profondeur. Si la surface du col présente de petits kystes, c'est sur eux que doivent porter de préférence les scarifications. Dans le cas d'ectropion, il est bon de pénétrer dans l'orifice du col avec le crochet du scarificateur et d'inciser la marge peu accessible à la lame droite (fig. 31). Les scarifications faites, on donne une seconde injection antiseptique, on essuie le col et on pratique une cautérisation à la créosote qui, outre son action spécifique, est encore un bon hémostatique. L'opération se termine par un pansement ordinaire.

Injection vaginale. — L'injection vaginale est destinée :

1° A effectuer un lavage de la cavité vaginale ;

2° A agir par la pression et la température de l'eau ;

3° A porter au contact du vagin certaines substances médicamenteuses.

La troisième destination est la moins impor-

tante, car le médicament en solution faible
dans l'eau d'une injection ne saurait être absorbé en quantité appréciable. Il faut toutefois
en excepter les antiseptiques qui, quoique à faible
dose, sont portés par l'injection dans tous les

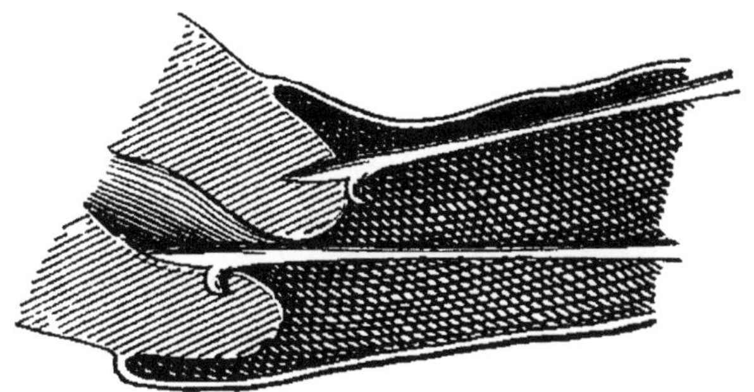

FIG. 31.

replis et les désinfectent plus efficacement que
le badigeonnage le plus minutieux, surtout si
l'injection est appliquée de manière à distendre
le vagin.

Le lavage et la désinfection vont ordinairement de pair.

L'injection thermique avec pression est utilisée dans les hémorragies.

La masse de l'injection varie de 1 à 8 et 10 litres. Dans ce dernier cas, elle prend généralement le nom d'irrigation.

Les injections chaudes produisent théoriquement le même effet thérapeutique que les injections froides. Dans la pratique, on préfère l'injection chaude, car il est plus facile de se procurer de l'eau très chaude que de l'eau très froide.

Pour prendre une injection, la malade se place en position obstétricale ou reste étendue sur son lit. La canule est en verre ou en gomme à bout en pomme d'arosoir. Elle est introduite assez profondément dans le vagin, et, si l'on veut obtenir la distension des parois on obture l'orifice vulvaire avec la paume de la main, pour limiter l'écoulement (fig. 32). Dès que la femme sent une pression assez forte dans les organes, on arrête l'irrigateur. Le liquide séjourne quelques secondes dans le vagin, avant qu'en retirant la main on le laisse écouler. Cette manœuvre est répétée plusieurs fois.

Les injections que le médecin est appelé à donner lui-même se font ordinairement dans

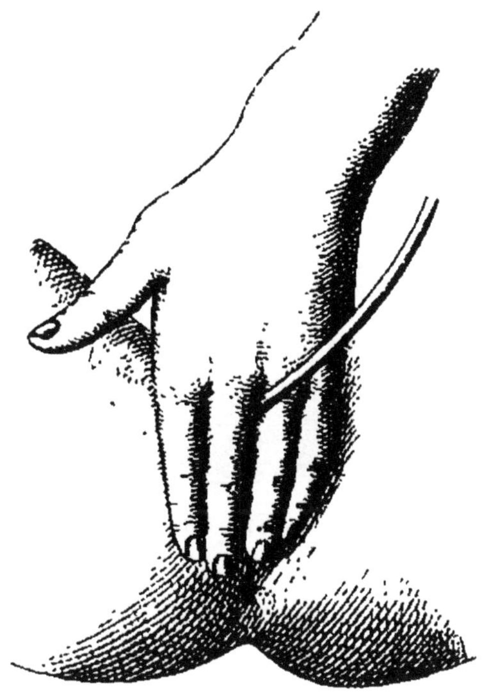

FIG. 32.

le spéculum et servent de préparation ou de complément aux scarifications, aux cautérisations et aux opérations chirurgicales sur le va-

gin et le col. Pour le traitement topique, on se
sert ordinairement de la canule métallique.
Dans certains cas il est utile d'en garnir le bou
d'un flocon de ouate avec lequel on fouille le
culs-de-sac et les replis.

Injection interstitielle. — Cette opératior

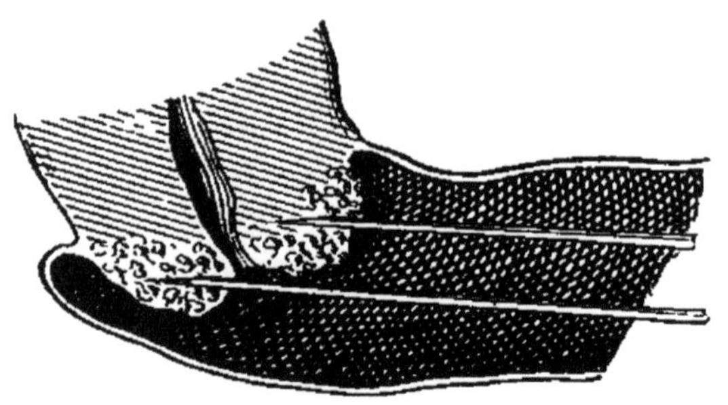

FIG. 33.

consiste à porter à l'aide d'une seringue de
Pravaz (fig. 33) un liquide cautérisant ou simplement modificateur dans le parenchyme du
col.

Le spéculum étant placé, on pique avec l'ai-
guille autour de l'orifice en 8 ou 10 endroits,
choisissant de préférence les points qui, par

leur saillie ou leur coloration jaunâtre, sem-
blent correspondre à une glande ; à chaque pi-
qûre, on injecte un ou deux millimètres cubes
de liquide actif. On porte ainsi le médicament
dans les glandes mêmes. Le liquide est non seulement rapidement absorbé par les glandes et
le parenchyme du col, mais entre bientôt dans
la circulation générale. Quelques minutes après
une injection de créosote au tiers, les malades
sentent souvent le goût de la créosote revenir
dans la bouche. Cette circonstance commande
la plus grande prudence pour le choix et la
dose des médicaments actifs que l'on injecte
dans le parenchyme du col.

Tamponnement vaginal. — Ce procédé
est rarement appliqué dans le traitement local ;
il entre plutôt dans le domaine opératoire. Mais
il peut utilement s'employer pour tarir les hémorragies de source nettement vaginale, pour le
pansement des plaies qui exigent une antisepsie très méticuleuse et pour obtenir une forte
distension de la cavité du vagin.

On se sert de bandes iodoformées. Elles sont introduites dans le spéculum à l'aide d'une pince à pansement. On garnit d'abord les culs-de-sac tout autour du col; puis, en retirant progressivement le spéculum, on finit de bourrer le vagin à la densité voulue, en procédant par couches superposées du fond à l'orifice. Un bout de bande de 15 centimètres est laissé hors des organes pour faciliter l'enlèvement du tamponnement qui ne doit rester en place que douze heures au plus, par crainte des mortifications que pourrait produire une compression trop prolongée.

Fixation de l'utérus. — Les diverses manipulations sur la cavité utérine peuvent se faire dans beaucoup de cas sans déplacer l'organe. Mais quelquefois la profondeur du vagin, une déviation, l'étroitesse du col ou les flexuosités du canal cervical rendent la pénétration impossible ou imparfaite. La fixation sera alors d'un grand secours. Elle s'effectue de la façon suivante :

Saisir la lèvre supérieure du col avec une pince tire-balle, avec une pince à quatre griffes ou, si on a des doutes sur la solidité des tissus,

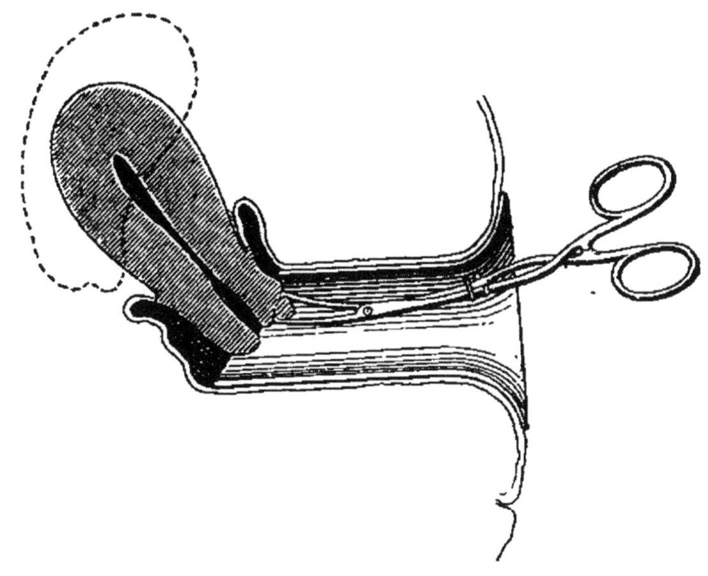

Fig. 34.

avec une pince de Museux à méplats. Ne pas craindre de saisir largement, pour éviter les déchirures. Le tissu du col étant généralement insensible, la douleur n'entre pas en ligne de compte. On est quelquefois obligé, pour agrandir

le point d'appui, de se servir de deux pinces que
l'on plante de chaque côté du col. Attirer, en
le redressant s'il y a lieu, l'utérus à la distance
strictement nécessaire pour rendre les manipulations commodes. Confier la pince à un
aide.

Le spéculum fixateur permet de se passer
d'aide (fig. 34). Cet instrument s'introduit comme
un Fergusson, le bec en arrière. On le fait pro-
gresser dans le vagin par de petits mouvements de rotation incomplète à droite et à
gauche. Quand le col est découvert, on saisit
la lèvre supérieure avec la petite pince à griffe
et on fixe cette dernière dans l'armature du
spéculum au point d'arrêt voulu.

L'abaissement avec fixation de l'utérus, indépendamment des cas où elle provoquerait de
la douleur, est contre-indiquée chaque fois
que l'on soupçonne une collection purulente
ou sanguine dans les annexes ou au voisinage
de l'utérus. Si cet abaissement n'est pas exa-
géré, il ne produit ni déviations, ni lésions;

l'utérus revient immédiatement à sa position naturelle quand le spéculum est retiré.

Manipulations intra-utérines. — Si l'antisepsie est une nécessité dans les manipulations vaginales, ce n'est qu'à cause des rapports intimes du vagin avec l'utérus. A plus forte raison toute intervention dans la cavité utérine doit-elle être entourée de précautions aseptiques de la plus grande minutie. Ce n'est que l'asepsie qui a ouvert au gynécologue la cavité utérine et lui a permis d'y évoluer sans danger. En négligeant les règles de l'antisepsie, on se place dans les conditions défectueuses de nos prédécesseurs, c'est-à-dire que chaque pénétration dans l'utérus risque d'entraîner une endométrite. Pour l'éviter, on se conforme aux règles suivantes :

1° Nettoyage préalable du vagin ;

2° Aseptisation des instruments et des mains,

3° Et, dans un autre ordre d'idées, élimination de tout soupçon de grossesse.

Hystérométrie. — Manipulation uniquement

exploratrice, destinée à vérifier la profondeur
et la direction du canal cervical et de la cavité
utérine. Consiste à introduire un hystéromètre
jusqu'au fond de l'utérus.

Nous nous servons de l'hystéromètre rigide
à courbure déterminée ou des sondes intra-
utérines d'Auvard.

L'introduction se fait avec ou sans spéculum.
Ce dernier mode, quoique moins facile, est
préférable, car le spéculum modifie la position
normale de l'organe.

La malade étant dans la position obstétricale,
porter au contact du col deux doigts de la main
droite en supination et glisser entre eux l'hystéromètre jusqu'à l'orifice cervical. Pénétrer
dans cet orifice, les doigts de la main gauche
dirigeant toujours la tige qui avance en général sans difficulté jusqu'à l'isthme. Là elle est
souvent arrêtée par un changement de direction
du canal. On incline alors le manche de l'hystéromètre en haut, en bas et sur les côtés ; on imprime à l'instrument des mouvements de rotation

sur son axe, au besoin de plus en plus amples, jusqu'à ce que, par tâtonnements et sans effort, on ait trouvé la bonne direction. On entre alors facilement dans la cavité utérine. On s'arrête quand on sent une résistance brusque, ou quand la femme accuse une légère douleur à tendance suffocante, ce qui indique que l'hystéromètre est au fond.

Renseigné sur la direction de la cavité par les mouvements qui ont facilité la pénétration, on retire l'hystéromètre avec la main gauche, les doigts de la main droite serrant la tige au contact du museau de tanche et y restant accolés jusqu'à ce qu'elle soit complètement extraite du vagin. On lit alors la division sur laquelle les doigts sont appliqués : elle indique la profondeur de l'utérus.

L'hystéromètre de Sims porte un indicateur qui glisse sur la tige et que l'on pousse jusqu'au col avant de retirer l'instrument.

Avec le spéculum, l'introduction de l'hystéromètre se fait directement sans le secours des doigts. Pour connaître la profondeur, on saisit la tige au niveau du col avec une pince que l'on retire avec l'instrument.

Dilatation du col. Sondes. — L'orifice et le canal cervical sont parfois trop étroits pour permettre l'introduction des agents médicamenteux : on procède alors à une dilatation progressive à l'aide des sondes de calibre de plus en plus grand. Leur introduction se fait avec le spéculum d'après les mêmes principes que l'hystérométrie.

Laminaire. — Dans beaucoup de cas cette dilatation extemporanée est insuffisante : on a recours alors au procédé de dilatation lente avec la laminaire. Quelquefois cette dilatation lente constitue par elle-même une méthode thérapeutique; dans ce cas la laminaire agit comme modificateur de la muqueuse par une sorte de massage interne et aussi par l'iodoforme dont elle est imprégnée.

La tige de laminaire de grosseur moyenne — 4 à 8 millimètres, — est celle dont on se sert le plus couramment. Il est rare dans le traitement local d'avoir à dilater des cols au-dessous de 4 millimètres; et, dans ces cas, il est plus simple de frayer d'abord le passage avec les sondes. Les tiges au-dessus de 8 millimètres se dilatent irrégulièrement et sont difficiles à retirer. Quand on voudra obtenir une dilatation considérable on se trouvera mieux de réunir en faisceau plusieurs tiges de petit calibre.

Pour placer la laminaire, préparée comme il a été indiqué dans le précédent chapitre, on se sert d'un spéculum à large ouverture et on abaisse l'utérus. La tige est enduite légèrement de vaseline antiseptique, tant pour faciliter le glissement que pour prévenir les adhérences qu'elle pourrait contracter avec l'utérus et qui rendraient l'extraction laborieuse. Deux pinces sont nécessaires : l'une saisit la laminaire vers son tiers supérieur, le fil restant en arrière, et la porte dans l'orifice du col; l'autre la pousse et la dirige par l'extrémité postérieure. A mesure que la tige entre, une pince remplace l'autre,

toujours poussant jusqu'à ce que le bout postérieur émerge à peine de l'orifice du col. Il faut
s'arrêter là : si l'on laissait le col se refermer
sur la tige, il ne participerait pas à la dilatation, et de plus la laminaire, une fois dilatée, se
trouverait encastrée. On aurait alors de grandes
difficultés pour la retirer.

Quand la tige est bien placée, on assure son
maintien par un tampon vaginal que l'on enfonce dans le cul-de-sac postérieur, vers lequel
son bout libre est ordinairement dirigé.

S'il n'existe pas de déviation et si l'utérus
est suffisamment abaissé, l'introduction de la
laminaire est souvent moins laborieuse. Une
seule poussée du doigt suffit, et on se passe de
pince.

La laminaire reste vingt-quatre heures au
plus dans l'utérus et provoque quelques coliques.

Extraction. — Pour retirer la tige, on enlève
le tamponnement vaginal, et on exerce une
traction sur le fil. Si cela ne suffit pas, on saisit

l'extrémité de la tige avec une pince, et on imprime des mouvements de rotation incomplète pour vaincre les adhérences que la tige a contractées avec la paroi utérine. On fait une irrigation antiseptique et l'on procède au traitement indiqué.

Cautérisation intra-utérine. — Cette opération consiste à porter sur la muqueuse utérine un caustique liquide ou solide. Elle se fait avec ou sans dilatation préalable.

Nous employons comme caustique liquide la créosote de hêtre, et comme solide, le crayon de sulfate de cuivre.

Cautérisation à la créosote. — Le spéculum étant placé, et s'il le faut, le col attiré à la vulve, on enroule autour de l'extrémité du porte-coton un flocon de ouate aussi gros que le permet le calibre du canal cervical. Après l'avoir trempé dans la solution créosotée, on l'introduit dans l'orifice du col et on le fait pénétrer aussi loin que possible dans la cavité utérine, en lui imprimant des mouvements de rotation. On renouvelle deux ou trois fois cette cautérisation dans la même séance, en changeant de porte-coton.

Les injections sont plus efficaces. On se sert de la seringue Auvard, dont on introduit la

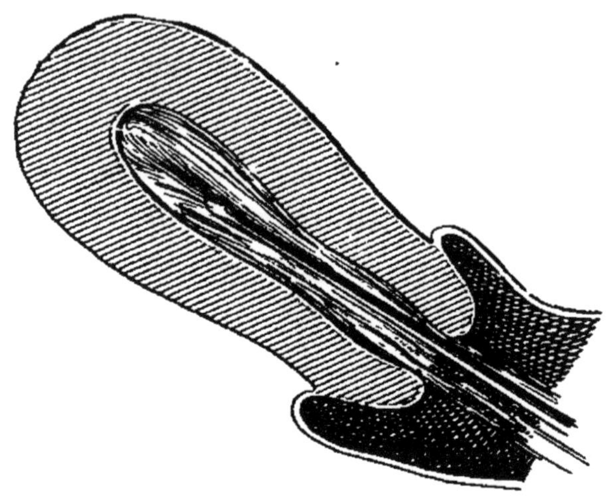

FIG. 35.

canule dans l'utérus (fig. 35). On injecte une vingtaine de centimètres cubes de créosote au tiers que l'on a soin de recueillir à la sortie du col, avec de la ouate pour ne pas léser les parties saines.

Crayons. — Les crayons de sulfate de cuivre, les seuls que nous employons pour la cautérisation intra-utérine, s'introduisent de la même manière que la laminaire. Il est bon de les fixer dans l'utérus par un tampon vaginal. Contrairement à la laminaire, on les introduit en entier et aussi loin que possible. Au bout de trois ou quatre heures, ils sont fondus entièrement.

Les crayons d'iodoforme et d'autres substances que l'on emploie pour remplir des indications diverses sont utilisés d'après le même procédé.

Hersage. — Les scarifications intra-cervicales, qui précèdent utilement les cautérisations liquides, se pratiquent au moyen de la herse de Doléris. On introduit ce petit râteau dans le col, comme un porte-coton ou un hystéromètre, et on lui imprime un mouvement de va-et-vient, présentant les dents coupantes successivement sur tout le pourtour du canal. Les soins consécutifs sont les mêmes que pour la scarification.

CHAPITRE V

INDICATIONS

Le traitement local des affections gynécologiques n'étant dans la plupart des cas qu'un auxiliaire du traitement chirurgical ou général, ce chapitre, sous peine de répétition de ce que l'on trouvera dans les autres parties de ce Manuel, est forcément limité à quelques maladies dans lesquelles le traitement local est exclusif ou prépondérant.

PRURIT VULVAIRE

Rechercher et traiter la cause qui peut être l'écoulement irritant provenant de vaginite, de métrite ou de diabète.

Traitement local. — Prescription :

1° Lotion deux fois par jour avec le liquide suivant préalablement tiédi :

Infusion de feuilles de mauve.	900 grammes.	
Bromure de potassium. } $\overline{\overline{aa}}$.	5	—
Borate de soude. . . . }		
Hydrolat de menthe.	100	—

2° Appliquer ensuite la pommade suivante :

Huile d'olive. } $\overline{\overline{aa}}$.	30 grammes.	
Lanoline. . . }		
Menthol	3	—
Oxyde de zinc.	6	—

3° Saupoudrer avec :

Sous-nitrate de bismuth. }		
Poudre de lycopode. . . . } $\overline{\overline{aa}}$.	10 grammes.	
Talc pulvérisé. . . . . . }		

Interposer enfin entre les lèvres le flocon de ouate hydrophile qui a servi à saupoudrer.

Une fois la rougeur et les érosions, suite du grattage, sensiblement améliorées (5 à 6 jours), on instituera les lotions suivantes à prendre 3 ou 4 fois par jour, et chaque fois après une émission d'urine :

Dans un demi-litre d'eau à 55°, un demi-verre à liqueur de la solution alcoolique de sublimé au 1/2000 et deux verres à liqueur de glycérine neutre. Sécher avec de la ouate hydrophile, appliquer la pommade et saupoudrer. Au fur et à mesure de l'amélioration, on supprimera du traitement d'abord la pommade, puis la poudre, enfin les lotions, huit jours au moins après guérison complète, en les prenant de moins en moins chaudes et fréquentes.

Cas rebelles. — Le prurit vulvaire est quelquefois une affection d'une persistance désespérante. On est alors réduit à utiliser des topiques plus énergiques selon la progression suivante :

Calmants : 1° Pommade :

Glycérolé d'amidon.	20 grammes.
Bromure de potassium. .	
Sous-nitrate de bismuth.	āā. 1 —
Calomel.	40 centigr.
Extrait de belladone.	20 —

2° Pommade :

Acide phénique . . . . 1 gramme.
Sulfate de morphine. . . . . . . 60 centigr.
Acide borique. . . . . 6 grammes.
Vaseline blanche. . . . . 60 —

3° Badigeonnages :

Chlorhydrate de cocaïne . . . . 1 gramme.
Eau distillée . . . . 20 —

Cautérisants :

1° { Biiodure d'hydrargyre . . 50 centigr.
    { Huile de ricin . . . . . . 60 grammes.

En badigeonnages deux fois par semaine.

2° { Nitrate d'argent.. . . . . 5 grammes.
    { Eau distillée. . . . . . . 50 —

Badigeonnages deux fois par semaine (douloureux).

4° En dernier ressort :
Cautérisations très superficielles au thermo-cautère sur la muqueuse.

HERPÈS ET FOLLICULITE VULVAIRES

Traitement identique pour les deux.

Ces moyens n'étant que secondaires à la *vaginite* et à l'*endométrite*, on traite avant tout ces maladies.

Les prescriptions suivantes s'adressent exclusivement aux manifestations éruptives :

Lotions ;

Applications de poudres ;

Injections.

Prescription :

1° Deux fois par jour, lotion des parties avec :

Eau boriquée saturée,

ou

Solution de sulfate de cuivre à 1/100.

Après chaque lotion, sécher avec de la ouate hydrophile et saupoudrer largement en fouillant les replis avec :

Sous-nitrate de bismuth
Poudre d'alun fine. . . . } āā.   20 grammes.
Oxyde de zinc. . . . . .)

Ou une autre poudre absorbante minérale : carbonate de magnésie, de bismuth, talc.

Si la poudre provoque de l'irritation, oindre légèrement, avant de saupoudrer, avec :

Vaseline boriquée,

ou

Vaseline à l'oxyde de zinc.

2° Deux fois par jour, injection vaginale d'un litre d'eau tiédie, dans laquelle on ajoutera :

Poudre de tanin : une cuillerée à bouche.

Tous les jours, pansement vaginal simple avec intromission d'un tampon volumineux.

La durée de l'affection dépend de la vaginite ou métrite concomitante.

CHANCRE INDURÉ DE LA VULVE

Même traitement local que pour le chancre mou (v. plus bas).

PLAQUES MUQUEUSES

Même traitement local que pour le chancre mou. Si le traitement n'amène pas d'amélioration, recourir aux *cautérisations* de plus en plus énergiques, suivant la progression suivante :

> Nitrate d'argent en crayon ;
> Créosote au 1/3 ;
> Acide nitrique ;
> Nitrate acide de mercure.

CHANCRE MOU VULVAIRE

Lotions,

Application de poudres.

Prescription :

1° Trois fois par jour, lavage des organes avec de l'eau tiède à laquelle on ajoutera, pour un litre, un verre à liqueur de la solution suivante :

> Bichlorure de mercure. .   5 grammes.
> Alcool à 90°.   100   —
> Eau distillée.   150   —
> Essence de thym.   5   —

2° Après chaque lotion, sécher avec du coton hydrophile et saupoudrer les ulcérations avec :

Poudre d'iodoforme. . . . 10 grammes.

3° Recouvrir d'une feuille de ouate et fixer avec une serviette.

Ce traitement est le plus efficace; mais il peut avoir deux inconvénients qui en empêchent quelquefois l'application :

1° Intolérance des tissus envers le mercure, qui produit de l'irritation;

2° Incompatibilité de l'odeur pénétrante de l'iodoforme avec les occupations journalières de la malade.

Dans ces cas, on remplacera la prescription précédente, en tout ou en partie, par la suivante, moins efficace :

1° Lavage à l'eau phéniquée au 1/100 ou à l'eau boriquée saturée;

2° Saupoudrer à la poudre de salol ou un autre succédané de l'iodoforme.

Le traitement actif est le traitement général

9

spécifique; le traitement local n'est qu'auxiliaire.

VULVO-VAGINITE BLENNORRAGIQUE

I. **Période aiguë**. — La vulve et le vagin étant extrêmement douloureux, — pas d'intervention directe.

Bains, lavages, compresses.

Prescription :

1° Bain simple tous les soirs à 33°, pendant une heure et demie;

2° Lavage des organes externes quatre fois par jour avec la solution suivante :

> Bichlorure de mercure. . 5 grammes.
> Alcool à 90°. . . . . 100 —
> Eau distillée . . . . . . 150 —
> Essence de thym . . . . 5 —

Un verre à liqueur pour un litre d'eau bouillie.

3° Dans l'intervalle, application sur les organes d'une compresse de ouate hydrophile trempée dans de l'eau boriquée. Recouvrir de taffetas gommé.

II. **Période subaiguë**. — Le vagin devient accessible.

Continuation des bains, injections, pansements vaginaux.

Prescription :

1º Continuer les bains, pendant lesquels on introduira, si possible, un spéculum fenêtré dans le vagin ;

2º Prendre matin et soir une injection de deux litres d'eau tiède dans laquelle on ajoutera, par litre, une cuillerée à soupe de la solution suivante :

Permanganate de potasse.	12 grammes.
Eau distillée.	180 —

Le permanganate de potasse est considéré comme le spécifique du gonococcus blennorragique.

On pourra les remplacer par la solution de bichlorure de mercure à 0,50 pour un litre.

Pansements vaginaux. — Seront faits au moins trois fois par semaine par le médecin avec la poudre de salol, alun et tanin. La poudre d'iodoforme est plus efficace, mais son odeur persistante la fera rejeter dans la majorité des cas.

Dans les cas rebelles, et lorsque la sensibilité vaginale n'y met pas obstacle, on fera précéder le pansement de la manipulation suivante :

1º Injection copieuse dans le vagin, au moyen d'une canule enveloppée d'un tampon de ouate, avec la solution de permanganate de potasse, en fouillant les culs-de-sac et les rebords des piliers vaginaux;

2º Sécher ensuite minutieusement tous les recoins du vagin avec de la ouate hydrophile montée sur une pince;

3º Passer enfin un tampon de ouate hydrophile trempé dans une solution de nitrate d'argent dans de l'eau distillée à 2 p. 100; le promener dans tous les plis et recoins, en étanchant à l'entrée de la vulve l'excès de liquide qui pourrait s'écouler.

Quinze jours de ce traitement, comprenant

cinq pansements faits par le médecin, auront, dans la majorité des cas, raison d'une vulvo-vaginite blennorragique, pourvu que l'utérus et les glandes de Bartholin soient indemnes.

ECTROPION

Scarifications et hersage,
Cautérisations,
Injections interstitielles,
Applications antiseptiques.

Les scarifications suivies de cautérisations avec la créosote au tiers dans les cas moyens, les injections interstitielles avec le même liquide dans les cas tenaces, s'appliquent une fois par semaine.

Les applications antiseptiques dans les cas légers seront faites tous les deux jours.

La résorcine réussit dans ces cas. On place un tampon imbibé de la solution à 1 p. 100. On enduit de la pommade :

Vaseline . . . . 30. grammes.
Résorcine 3   —

La durée de l'affection est subordonnée à celle de la métrite concomitante.

SYPHILIDES DU COL

Injections quotidiennes à la solution de bichlorure de mercure à 1/4000.

Pansement bi-hebdomadaire à la poudre d'iodoforme, précédé d'une cautérisation :

Pour le *chancre induré* et les *syphilides ulcéreuses* au crayon de nitrate d'argent;

Pour les *syphilides papuleuses* à la teinture d'iode, et, dans les cas rebelles, à l'acide nitrique.

Traitement général spécifique.

ENDOMÉTRITE

Dilatation,

Cautérisations intra-utérines,

Pansements vaginaux,

Injections.

La dilatation lente à la laminaire iodoformée constitue à elle seule le traitement dans quelques cas légers. Dans tous les cas, elle est applicable comme préparation aux cautérisations quand l'orifice du col est trop étroit pour laisser passer les instruments et les topiques.

La tige de laminaire séjourne vingt-quatre heures dans l'utérus.

Pour les cols larges, on peut se passer de dilatation.

Les cautérisations se classent, selon leur énergie, dans la progression suivante :

1° Cautérisation avec la créosote au 1/3 au moyen du porte-coton; dans les cas légers, deux fois par semaine;

2° Cautérisation avec la créosote au 1/3 à l'aide de la seringue d'Auvard : on injecte 10 centimètres cubes de liquide, à peu près;

3° Introduction d'un crayon de sulfate de cuivre.

Ces deux dernières cautérisations sont appliquées dans les cas plus graves, et quand la simple cautérisation au porte-coton ne donne pas de résultat. Elles ont lieu tous les dix ou quinze jours, et sont suivies d'un repos au lit de deux jours, pour éviter les complications inflammatoires.

Les pansements vaginaux simples suivront chaque cautérisation; si le col a été dilaté à la laminaire, ils auront lieu deux fois par semaine.

Les injections seront prises tous les jours une ou deux fois à la solution phéniquée à 1/100 ou au sublimé au 1/4000.

Dans les cas simples, c'est-à-dire sans complications du côté des trompes ou des ovaires, le traitement demande de quarante-cinq jours à deux mois.

LEUCORRÉE

(FLUEURS BLANCHES)

Manifestation de la métrite, dont le traitement se confond avec celui de cette maladie.

Toutes les injections antiseptiques et astringentes réussissent plus ou moins à modérer l'écoulement. Les médicaments de choix sont le tanin et le sulfate de cuivre.

MÉTRITE PARENCHYMATEUSE

Le **traitement chirurgical** est le traitement de choix.

Le **traitement local** n'a de raison d'être que :

1° *Dans les cas légers*, où il peut quelquefois devenir curatif;

2° Comme *préparation morale* au traitement chirurgical;

3° Comme *soulagement*, dans le cas où l'opération serait catégoriquement repoussée par la malade.

Il est toujours incertain : on ne fera sur son issue aucune promesse.

Il est essentiellement symptomatique.

Les méthodes sont nombreuses et, sans en préconiser aucune, nous citerons celle que nous employons.

1° Même traitement que dans l'endométrite;

2° Scarifications du col et hersage du canal cervical.

Après le hersage, donner pendant une ou deux minutes écoulement au sang sous une injection antiseptique; puis pratiquer une cautérisation intra-cervicale à la créosote au tiers. Cette cautérisation sera répétée trois fois au moins à un intervalle de quelques secondes.

On peut remplacer la cautérisation à la créosote par l'introduction d'un crayon de sublimé ou d'iodoforme.

Observations. — Le traitement local sera suspendu pendant la période menstruelle, à moins que celle-ci ne prenne le caractère d'une métrorragie prolongée pendant quinze à vingt jours chaque mois.

Chaque fois que l'utérus est douloureux, on n'entreprend le traitement par cautérisations intra-utérines que quand l'organe est rendu tolérant par un traitement approprié.

Le traitement local est complété par le traitement général.

On n'obtiendra de résultats appréciables qu'après trois à six mois de traitement. Si au bout de cette période aucune amélioration n'est survenue, le traitement chirurgical devient la seule ressource.

Il est bon de prévenir la malade que le traitement médical n'exclut pas complètement le risque de complications du côté des annexes.

CANCER

Le cancer du col et de la vulve ne peut donner lieu à un traitement médical local qu'en tant que le diagnostic n'est pas nettement établi. Son traitement — dit alors traitement d'épreuve, — s'identifie avec celui de la maladie que l'on croit pouvoir supposer (ectropion, syphilis).

Quand les progrès et l'étendue du mal rendent une intervention chirurgicale impossible, le traitement local aura pour but la modération des douleurs par les calmants et la désodorisation de l'écoulement fétide.

On essaiera tous les antiseptiques, et de préférence l'iodoforme, le salol, la créosote en injections, poudres et tampons chargés, sans grande chance de succès.

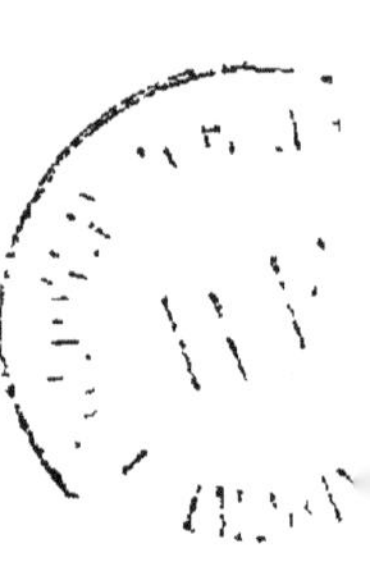

INDEX ALPHABÉTIQUE

TABLE

CHAPITRE II

MÉDICAMENTS

CHAPITRE III

FORME DES TOPIQUES

CHAPITRE IV

TECHNIQUE

CHAPITRE V

INDICATIONS

Paris.— Typ. Chamerot et Renouard, 30256.